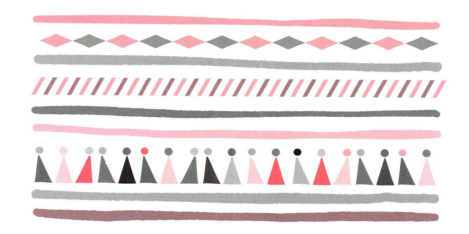

障がい児・者の
手術室看護
マニュアル

編著
重見研司
福井大学医学部麻酔・蘇生学教授

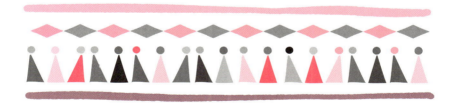

金芳堂

は じ め に

　構想から10年以上が経ち，やっと生まれた看護マニュアルです．テレビで障がい者情報バラエティー番組や，身体障がい者が一生懸命に取り組む姿に感動する番組が放送されることも多くなりました．一方，地域医療が重視され，障がい児・者も施設から出て地域で暮らすようになりました．全国各地の一般病院を，障がい児・者が受診することが今後増加すると思います．手術が必要なとき，まずは手術室のナースが対応することになるでしょう．いつもとは違った状態で入室する症例に対して，臨機応変に十分対応できるように，たくさんの知識や技術，考え方などの情報を盛り込みました．

　前半は，いわゆる小児外科の代表的な症例を呈示しました．実際の症例と比較して類推することで対応策がリストにできると思います．その次には，合併症として身体的障害や精神的障害を持った症例を呈示しました．具体的に対応策が示されています．続いて，MRI検査の看護や，被虐待児の看護，家族の看護を記載し，幅広い看護に役立つ内容にしました．各章にＱ＆Ａを設けましたので，理解度を確認することができます．コーヒーブレイクでは，現場のつぶやきを聞いてもらう企画です．最後に愛知県心身障害者コロニー中央病院の各科の先生方から，一般病院の手術室の看護師の皆様へ一言いただきました．障がい児・者への対応の参考になるでしょう．

　その時その場で役立つマニュアルとしても，時間外の読物としても知識や技術を習得でき，また，思索にふける材料としても役立つものにしました．編者に何でも問い合わせてください．新しい知見を報告してくださることも歓迎します．この本の内容が最終目的ではなく，これからも，いつでも，どこでも，誰にでも，質の高い医療や看護が提供できる世界を実現していきたいと思います．

　最後になりましたが，お忙しい中，素晴らしい原稿をご執筆いただいた執筆者の皆様とお力添えくださった金芳堂の皆様，特に三島民子さんと一堂芳恵さんに心から御礼申し上げます．

平成29年12月

　　　　　　　　　　　　　　　　　　　　　　　　　　重見 研司

● 編集・執筆者一覧（執筆順）

編　集

重　見　研　司　　福井大学医学部器官制御医学講座麻酔・蘇生学分野教授

執筆者（執筆順）

沖　　高　司　　愛知県青い鳥医療福祉センター顧問

橘　　一　也　　大阪母子医療センター麻酔科主任部長

中　林　頼　子　　大阪母子医療センター看護部

糟　谷　周　吾　　国立成育医療研究センター病院手術・集中治療部麻酔科

犬　童　万里代　　元国立成育医療研究センター病院看護部（手術室）

五十嵐あゆ子　　宮城県立こども病院麻酔科部長

川　名　　信　　宮城県立こども病院副院長

山　木　曜　子　　宮城県立こども病院看護部

虻　川　有香子　　東京女子医科大学病院麻酔科講師

村　上　　剛　　京都府立医科大学附属北部医療センター麻酔科准教授／
　　　　　　　　京丹後市立久美浜病院麻酔科部長

広　木　公　一　　神奈川県立こども医療センター麻酔科

水　野　圭一郎　　福岡市立こども病院手術・集中治療センター診療統括部長

出　嶋　　愛　　福岡市立こども病院看護部（手術・中央材料部）

吉　岡　良　恵　　福岡市立こども病院看護部PICU看護師長

宮　澤　典　子　　東京都立小児総合医療センター麻酔科医長

繼　　　渉　　東京都立小児総合医療センター形成外科

玉　田　一　敬　　東京都立小児総合医療センター形成外科医長

米　谷　恭　子　　東京都立小児総合医療センター看護部看護師長（手術室）

原　　真理子　　千葉県こども病院麻酔科部長

成　田　湖　筍　　埼玉県立小児医療センター麻酔科

辻　村　亜希子　　埼玉県立小児医療センター看護部（手術室）

名　和　由布子　　北海道立子ども総合医療・療育センター麻酔科医長

若　山　江里砂　　愛知県心身障害者コロニー中央病院麻酔科部長

加　藤　千　恵　　愛知県心身障害者コロニー中央病院看護部看護師長

谷　藤　修　平　　愛知県心身障害者コロニー中央病院看護部

中　尾　愛　子　　愛知県心身障害者コロニー中央病院看護部

牧　野　多可美　　愛知県心身障害者コロニー中央病院看護部

名　護　千登世　　愛知県心身障害者コロニー中央病院看護部

上　北　郁　男　　千船病院麻酔科

白川潤一郎	兵庫県立こども病院看護部（手術室）
奥井悠介	聖隷浜松病院麻酔科医長
鳥羽好恵	聖隷浜松病院手術センター副センター長／麻酔科部長
佐宗加奈子	聖隷浜松病院看護部
松永由美子	聖隷浜松病院看護部
中山久実	聖隷浜松病院看護部
熊谷俊幸	くま在宅クリニック院長／中部大学生命健康科学部教授
安江昌子	愛知県心身障害者コロニー中央病院看護部
重見研司	福井大学医学部器官制御医学講座麻酔・蘇生学分野教授
青池智小都	福井大学大学院医学系研究科附属地域医療高度化教育研究センター 看護キャリアアップ部門
阿部世紀	長野県立こども病院麻酔科副部長
前田奈美	長野県立こども病院看護部
近藤美喜	長野県立こども病院看護部
篠原朋未	長野県立こども病院看護部
長瀬静香	長野県立こども病院看護部
藤井遥	長野県立こども病院看護部
森本奈々恵	長野県立こども病院看護部
前田知香	大阪市立総合医療センター麻酔科
奥谷龍	大阪市立総合医療センター麻酔科
小西良子	大阪市立総合医療センター看護部
友田明美	福井大学子どものこころの発達研究センター発達支援研究部門教授
白石裕子	東京工科大学医療保健学部看護学科准教授
滝口慎一郎	福井大学医学部附属病院子どものこころ診療部
奥山克巳	静岡県立こども病院麻酔科科長
池田裕美子	静岡県立こども病院看護部
丸山幸一	愛知県心身障害者コロニー中央病院小児神経科部長
水野誠司	愛知県心身障害者コロニー中央病院小児内科部長
吉田太	愛知県心身障害者コロニー中央病院院長
吉川徹	愛知県心身障害者コロニー中央病院児童精神科医長
加藤純爾	愛知県心身障害者コロニー中央病院副院長
伊藤弘紀	愛知県心身障害者コロニー中央病院整形外科部長／リハビリテーション室長
長坂昌登	愛知県心身障害者コロニー中央病院副院長

目　次

Ⅰ　総論

1．障がい児・者に関わる医療および療育環境の進展 ……………………………………… 3

2．原疾患に付随して起こる心身の障害 …………………………………………………… 4

3．医療および在宅介護に対する公的支援 ………………………………………………… 6

Ⅱ　各論

1章　未熟児

1．未熟児の総論・概要 ……………………………………………………………………… 9

2．未熟児の手術の特性 ……………………………………………………………………… 9

3．未熟児の麻酔の特性 ……………………………………………………………………… 10

4．未熟児の手術室看護 ……………………………………………………………………… 11

5．症例提示 …………………………………………………………………………………… 12

　　1）食道閉鎖症 ………………………………………………………………………… 12

　　2）横隔膜ヘルニア …………………………………………………………………… 14

　　3）先天性嚢胞状腺腫様形成異常 …………………………………………………… 15

　　4）停留精巣 …………………………………………………………………………… 17

　　5）未熟児を既往にもつ鼠径ヘルニア ……………………………………………… 18

2章　水頭症

1．水頭症の総論・概要 ……………………………………………………………………… 21

2．水頭症の手術の特性 ……………………………………………………………………… 21

3．水頭症の麻酔の特性 ……………………………………………………………………… 22

4．水頭症の手術室看護 ……………………………………………………………………… 22

5．症例提示 …………………………………………………………………………………… 23

　　1）脳瘤 ………………………………………………………………………………… 23

　　2）脳内出血後水頭症 ………………………………………………………………… 24

　　3）先天性水頭症，全前脳胞症 ……………………………………………………… 26

v

3章　二分脊椎症

1．二分脊椎症の総論・概要‥‥‥‥‥‥‥‥‥‥‥‥‥‥‥‥‥‥‥‥‥‥‥‥‥‥‥28

2．二分脊椎症の手術の特性‥‥‥‥‥‥‥‥‥‥‥‥‥‥‥‥‥‥‥‥‥‥‥‥‥‥28

3．二分脊椎症の麻酔の特性‥‥‥‥‥‥‥‥‥‥‥‥‥‥‥‥‥‥‥‥‥‥‥‥‥29

4．二分脊椎症の手術室看護‥‥‥‥‥‥‥‥‥‥‥‥‥‥‥‥‥‥‥‥‥‥‥‥‥29

5．症例提示‥‥‥‥‥‥‥‥‥‥‥‥‥‥‥‥‥‥‥‥‥‥‥‥‥‥‥‥‥‥‥‥‥30

4章　先天性股関節脱臼

1．先天性股関節脱臼の総論・概要‥‥‥‥‥‥‥‥‥‥‥‥‥‥‥‥‥‥‥‥‥34

2．先天性股関節脱臼の手術の特性‥‥‥‥‥‥‥‥‥‥‥‥‥‥‥‥‥‥‥‥34

3．先天性股関節脱臼の麻酔の特性‥‥‥‥‥‥‥‥‥‥‥‥‥‥‥‥‥‥‥35

4．先天性股関節脱臼の手術室看護‥‥‥‥‥‥‥‥‥‥‥‥‥‥‥‥‥‥‥35

5．症例提示‥‥‥‥‥‥‥‥‥‥‥‥‥‥‥‥‥‥‥‥‥‥‥‥‥‥‥‥‥‥‥‥‥36

5章　内反足

1．内反足の総論・概要‥‥‥‥‥‥‥‥‥‥‥‥‥‥‥‥‥‥‥‥‥‥‥‥‥‥‥39

2．内反足の手術の特性‥‥‥‥‥‥‥‥‥‥‥‥‥‥‥‥‥‥‥‥‥‥‥‥‥‥‥39

3．内反足の麻酔の特性‥‥‥‥‥‥‥‥‥‥‥‥‥‥‥‥‥‥‥‥‥‥‥‥‥‥‥40

4．内反足の手術室看護‥‥‥‥‥‥‥‥‥‥‥‥‥‥‥‥‥‥‥‥‥‥‥‥‥‥‥40

5．症例提示‥‥‥‥‥‥‥‥‥‥‥‥‥‥‥‥‥‥‥‥‥‥‥‥‥‥‥‥‥‥‥‥‥42

6章　側弯症

1．側弯症の総論・概要‥‥‥‥‥‥‥‥‥‥‥‥‥‥‥‥‥‥‥‥‥‥‥‥‥‥‥44

2．側弯症の手術の特性‥‥‥‥‥‥‥‥‥‥‥‥‥‥‥‥‥‥‥‥‥‥‥‥‥‥‥44

3．側弯症の麻酔の特性‥‥‥‥‥‥‥‥‥‥‥‥‥‥‥‥‥‥‥‥‥‥‥‥‥‥‥45

4．側弯症の手術室看護‥‥‥‥‥‥‥‥‥‥‥‥‥‥‥‥‥‥‥‥‥‥‥‥‥‥‥45

5．症例提示‥‥‥‥‥‥‥‥‥‥‥‥‥‥‥‥‥‥‥‥‥‥‥‥‥‥‥‥‥‥‥‥‥46

7章　副耳，耳瘻孔

1．副耳，耳瘻孔の総論・概要‥‥‥‥‥‥‥‥‥‥‥‥‥‥‥‥‥‥‥‥‥‥‥49

2．副耳，耳瘻孔の手術の特性‥‥‥‥‥‥‥‥‥‥‥‥‥‥‥‥‥‥‥‥‥‥49

3．副耳，耳瘻孔の麻酔の特性‥‥‥‥‥‥‥‥‥‥‥‥‥‥‥‥‥‥‥‥‥‥50

4．副耳，耳瘻孔の手術室看護‥‥‥‥‥‥‥‥‥‥‥‥‥‥‥‥‥‥‥‥‥‥50

5．症例提示‥‥‥‥‥‥‥‥‥‥‥‥‥‥‥‥‥‥‥‥‥‥‥‥‥‥‥‥‥‥‥‥‥51

　　1）両側先天性耳瘻孔‥‥‥‥‥‥‥‥‥‥‥‥‥‥‥‥‥‥‥‥‥‥‥‥‥‥‥51

2）右副耳·······51

8章　斜視

1．斜視の総論・概要·······55

2．斜視の手術の特性·······55

3．斜視の麻酔の特性·······55

4．斜視の麻酔の手術室看護·······56

5．症例提示·······57

9章　口唇口蓋裂

1．口唇口蓋裂の総論・概要·······60

2．口唇口蓋裂の手術の特性·······60

3．口唇口蓋裂の麻酔の特性·······60

4．口唇口蓋裂の手術室看護·······61

5．症例提示·······62

　　1）斜顔裂·······62

　　2）横顔裂·······63

10章　脳性麻痺（重症型または重症心身障害）

1．脳性麻痺の総論・概要·······67

2．脳性麻痺の手術の特性·······67

3．脳性麻痺の麻酔の特性·······68

4．脳性麻痺の手術室看護·······68

5．症例提示·······69

　　1）気管切開術·······69

　　2）腕頭動脈離断術·······71

　　3）大腿骨減捻内反術·······73

　　4）胃食道逆流症・胃瘻造設術·······74

　　5）脊椎固定術·······74

11章　精神遅滞

1．精神遅滞の総論・概要·······77

2．精神遅滞患者の手術の特性·······77

3．精神遅滞患者の麻酔の特性·······77

4．精神遅滞の手術室看護·······78

vii

5．症例提示……………………………………………………………………………80

　　1）ミトコンドリア病………………………………………………………………80

　　2）コルネリア・デ・ランゲ症候群…………………………………………………82

　　3）CHARGE症候群 ………………………………………………………………85

　　4）4p-症候群 ………………………………………………………………………86

12章　ダウン症

1．ダウン症の総論・概要………………………………………………………………90

2．ダウン症の手術の特性………………………………………………………………91

3．ダウン症の麻酔の特性………………………………………………………………91

4．ダウン症の手術室看護………………………………………………………………92

5．症例提示………………………………………………………………………………93

　　1）睡眠時無呼吸と感冒がある症例………………………………………………93

　　2）環軸椎不安定性があり整形外科で経過観察中の症例………………………94

13章　13トリソミー，18トリソミーに対する気管切開術

1．13トリソミー，18トリソミーの総論・概要………………………………………98

2．13トリソミー，18トリソミーに対する気管切開術の特性………………………98

3．13トリソミー，18トリソミーに対する気管切開術の麻酔の特性………………99

4．13トリソミー，18トリソミーに対する気管切開術の手術室看護………………99

5．症例提示…………………………………………………………………………… 100

14章　代謝異常症

1．代謝異常症の総論・概要………………………………………………………… 103

2．代謝異常症の手術の特性………………………………………………………… 103

3．代謝異常症の麻酔の特性………………………………………………………… 104

4．代謝異常症の手術室看護………………………………………………………… 104

5．症例提示…………………………………………………………………………… 105

　　1）ムコ多糖症……………………………………………………………………… 105

　　2）原発性高シュウ酸尿症（家族間臓器移植症例）…………………………… 106

15章　筋疾患

1．筋疾患の総論・概要……………………………………………………………… 109

2．筋疾患の手術の特性……………………………………………………………… 109

3．筋疾患の麻酔の特性……………………………………………………………… 110

4．筋疾患の手術室看護 ………………………………………………………………… 110

　　5．症例提示 ……………………………………………………………………………… 111

16章　自閉症

　　1．自閉症の総論・概要 ………………………………………………………………… 114

　　2．自閉症の手術の特性 ………………………………………………………………… 114

　　3．自閉症の麻酔の特性 ………………………………………………………………… 115

　　4．自閉症の手術室看護 ………………………………………………………………… 115

　　5．症例提示 ……………………………………………………………………………… 118

　　　　1）歯科治療 ………………………………………………………………………… 118

　　　　2）網膜剥離術 ……………………………………………………………………… 120

17章　頻回手術症例

　　1．頻回手術症例の総論・概要 ………………………………………………………… 125

　　2．頻回手術症例の手術の特性 ………………………………………………………… 125

　　3．頻回手術症例の麻酔の特性 ………………………………………………………… 125

　　4．頻回手術症例の手術室看護 ………………………………………………………… 127

　　5．症例提示 ……………………………………………………………………………… 129

　　　　1）胆道閉鎖症術後非代償性肝硬変 ……………………………………………… 129

　　　　2）血管奇形 ………………………………………………………………………… 130

18章　MRI検査

　　1．MRIの総論・概要 …………………………………………………………………… 133

　　2．MRI検査の特性 ……………………………………………………………………… 133

　　3．MRI検査中の麻酔・鎮静の特性 …………………………………………………… 134

　　4．MRI検査の看護 ……………………………………………………………………… 134

　　5．症例提示（実際の流れ）…………………………………………………………… 136

19章　被虐待児

　　1．被虐待児の総論・概要 ……………………………………………………………… 140

　　2．被虐待児の手術の特性 ……………………………………………………………… 140

　　3．被虐待児の麻酔の特性 ……………………………………………………………… 141

　　4．被虐待児の手術室看護 ……………………………………………………………… 142

　　5．症例提示 ……………………………………………………………………………… 145

ix

20章　手術を受ける障がい児・者の家族の看護

1．手術を受ける障がい児・者の家族の看護 ·· 148

2．父親・母親 ··· 149

3．同胞 ··· 149

4．祖父母・親戚 ··· 149

5．症例提示 ··· 150

　　1）母親のいない患児の家族看護 ··· 150

Ⅲ　各科医師から一言

1．小児神経科から ··· 155

2．小児内科から ··· 156

3．内科から ··· 157

4．児童精神科から ··· 158

5．小児外科から ··· 159

6．整形外科から ··· 160

7．脳神経外科から ··· 161

8．麻酔科から ··· 162

索　引 ·· 163

○×クイズ　解答編 ·· 169

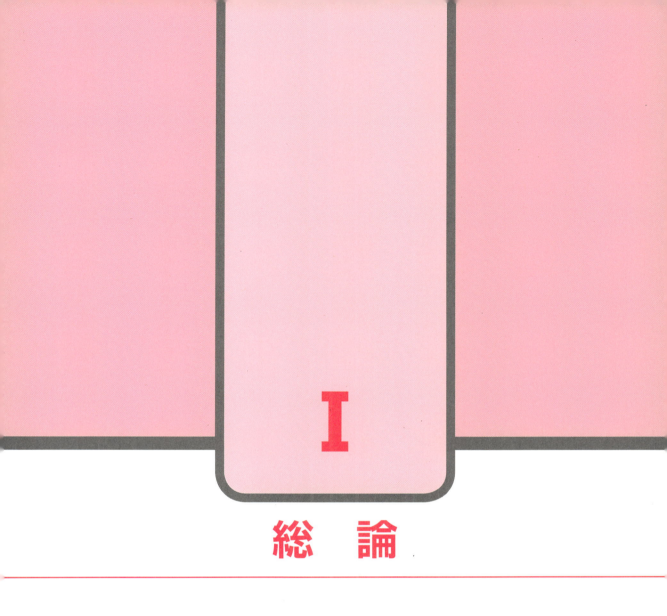

I

総 論

I

総　論

1. 障がい児・者に関わる医療および療育環境の進展

　近年，障がい児・者を取り巻く医療および療育環境は下記のような様々な変化を遂げ，障がい児・者にとって活動しやすい社会になりつつあります．

　第一に人工肺サーファクタントの開発や高頻度振動換気法など，新生児呼吸管理の進歩によるハイリスクの新生児の救命と同時に，診断技術の進歩も加わり，核黄疸や低酸素性虚血性脳症など合併症の予防・治療が進み，脳性麻痺の発症病態に変化が起きています．

　また心肺など内臓系の重度先天奇形も治療技術の進歩により救命され，生命維持およびQOL（Quality of Life）の向上への様々な取り組みがなされています．その一つに重度の摂食または呼吸障害を有する児・者も医療機器の簡易小型化により在宅での医療的ケアが可能となりました．

　第二に多くの先天性疾患はこれまで手足，顔面などの小奇形といった身体的特徴により臨床診断がなされていましたが，遺伝子検査を始めとした診断技術の進歩により，確定診断が早期に可能となりました．その結果，疾患の臨床経過が予測され，成長・発達に向けた適切な医療および療育指導が可能となりました．

　第三に1965年代導入されたボバース法，ボイタ法など脳性麻痺の早期療法が全国に普及・進化し，同時に障がい児療育の重要性が理解され，市町村レベルで地域療育センターの設置が進められました．その結果，地域差はありますがどんな障がい児も必要な訓練指導を受け，また集団療育に参加し，就学に向けた準備が可能となりました．

　第四に1980年国際障害者年においてノーマライゼーションの理念の導入のもと，環境面のバリア・フリー化と自立運動が進められ，また2005年障害者自立支援法の制定により，重度の障がい者も色々な支援により希望する社会参加が可能となりました．この考えは医療にも変化を及ぼし，特にリハビリテーションにおいては障害の軽減をあくまで追求するのではなく，残存障害の中で社会的自立を目指したQOL向上が目標となりました．外科治療においても日常の活動および介護を容易にする目的で，重症児に対しても多領域で色々な取り組みが行われるようになりました．

2．原疾患に付随して起こる心身の障害

　心身に障害を伴う先天性疾患では，原因治療が困難で対症的治療が主となり，障害によっては一旦症状が改善されても，成長と共に再発する可能性があります．実際には原疾患に付随して，または二次的に起こる心身の障害は下記のように広範囲に及び，複数の障害を伴うことが多いです．

1）摂食障害

　重症児では摂食困難なことが多く，摂取状況に応じて摂食・嚥下機能を評価して機能に合せた食事形態および介助方法が指導されます．誤嚥などにて摂食困難な場合，経鼻経管栄養に完全に変更するか，不足栄養を一時的に経管で補います．経鼻経管栄養が長期にわたり，胃管挿入が疼痛などで困難な場合，胃瘻（いろう）の造設が必要となります．

2）呼吸障害

　重症児では嚥下（えんげ）障害により誤嚥（ごえん）を起こすとか，咽頭部の慢性炎症などによる気道の狭窄または胸郭の低運動性により，換気不良が起こることがあります．呼吸障害の病態を十分把握しての対応が必要となります．

3）知的障害

　日常会話が可能なものから，全く意思疎通ができない重度なものまで知的障害は広範囲に及びます．情緒障害を伴う自閉症などでは発語があってもほとんど一方的で意思疎通が困難で，行動面でも拘りが強く不動であるとか，また逆に刺激に対して過剰な反応を示す傾向にあります．意思疎通の困難例では，顔の表情など身体の反応と家族からの情報により，本人の気持ちを判断することが大切です．

4）感覚障害

　二分脊椎など脊髄障害では，麻痺レベルに応じて下肢など神経支配領域の知覚麻痺が生じます．そのため一定の姿勢を長時間保持する時には，褥瘡（じょくそう）防止を目的に臥位では仙骨，踵部，また側臥位では大転子，外果のような骨突出部に円座などをあてがい，除圧が必要です．また保温処置を行う時は接触部の低温熱傷に注意します．栄養障害を伴う重症児においても同様の対応が必要とされます．

5) 骨脆弱性

重症児では自発運動が少なく一定の臥位姿勢で生活することが多いため廃用性萎縮が起こりやすく，また栄養の問題も加わり骨は脆弱となりやすいです．骨脆弱性を伴う骨形成不全症と同様に寝たきりの重心児においては，姿勢変換時には過度な力を加えず無理のない肢位をとるように注意します．

6) 筋緊張異常

脳性麻痺の乳幼児では病的反射が残存し，頭部の動きや音刺激などで反射的に上下肢および体幹の筋緊張が起こり，後弓反張など特異的な姿勢をとる特徴があります．そのため鎮静が進むまでは頭部の保持に注意が必要です．一方，筋疾患および中枢性障害により筋緊張低下が著明で上下肢とも弛緩した蛙肢位の無力児状態を呈することもあります．

7) 四肢，脊柱変形

脳性麻痺の重症例では緊張性反射および重力の影響で特異的な３つの肢位，すなわち①下肢交叉位，②wind-swept肢位（下肢を屈曲して片方に倒された肢位），③蛙肢位を示し，年齢が進むと徐々にその肢位で固定化され下肢変形および脊柱側弯変形が形成されることが多いです．wind-swept肢位に多く重度化しやすい脊柱側弯変形は弯曲の部位，程度により摂食とか呼吸機能などに悪い影響を及ぼすことがあります．

一方，歩行可能児を含めて一定肢位をとらない活動的な児でも上下肢の関節周囲の筋緊張のアンバランスにより，下肢では股関節の屈曲内転変形および脱臼，膝屈曲変形，そして尖足変形が起こりやすく，変形の程度により運動発達の妨げとなるため矯正手術が必要となります．先天性多発性関節拘縮症など骨系統疾患では頸椎変形により頸椎の運動制限および開口障害をきたし，気管挿管の障害となる場合があります．

8) てんかん

脳性麻痺，特に重症児に合併が多く，てんかん発作は通常，抗てんかん薬でコントロールされます．そのため手術などで長時間経口摂取できない場合は内服時間を調整するとか坐薬または注射で代用し，発作を予防することが肝要です．最近ではてんかんの一部に対して中枢に対する外科的手術が行われるようになりました．

以上のように障がい児・者の心身の異常は広範囲に及び，児の診察および家族の問診による

病態の把握が非常に重要で，情報を効率よく的確に得るには児および家族との信頼関係が最も大切です．それには重症児にも児と同じ目線で手を握って優しく声掛けし，反応を注意深く診るように心がけることが肝要です．

3．医療および在宅介護に対する公的支援

　障がい児においては先天性障害に加えて成長と共に二次的障害が起ることも多く，経過観察は長期に及びます．また手術などで入院が必要となれば医療費は高額となり家族の財政負担は多大となります．この負担軽減のためには全ての児に適用されるこども医療の他に次のような助成制度があります．

①障害児者医療制度：対象は身体障害手帳1～3級，知能指数50以下の知的障害児者などで保険診療の自己負担分を補助．

②小児慢性特定疾患医療費助成（20歳未満）：704の特定疾患に対する医療費補助．

③特定医療費助成（20歳以上）：306の指定難病に対する医療費補助．

④育成医療（18歳未満），更生医療（18歳以上）手術とか装具治療に対する医療費補助

＊②～④は保護者の所得に応じて補助率が変わり，②，③の対象疾患は年々増える傾向にあります．

　障がい児・者に対する在宅介護の範囲および家族の負担は障害の程度，種類により異なり，また成長と共に増減する傾向にあります．在宅医療ケアを要する場合，その内容は様々であるが，呼吸器，栄養関連のように病態の把握が必要なものは地域の訪問診療，訪問看護の利用が勧められます．家族の心身の負担を軽減するための家族支援は障害者自立支援法により，種々の生活介護サービスもあり，家族の緊急時や疲労時などレスパイトのための短期入所などがあります．

参考文献

1．沖　高司ら編：肢体不自由児の医療・療育・教育，金芳堂，2005.
2．沖　高司ら編：乳幼児の発達医療と生育支援，南山堂，2007.
3．沖　高司ら編：小児・障害児（者）のための在宅医療マニュアル，金芳堂，2008.

（沖 高司）

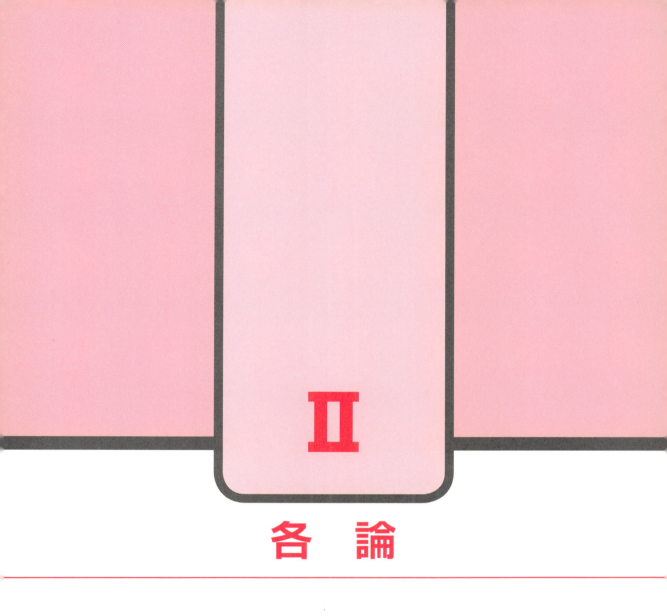

Ⅱ 各 論

1章

未熟児

1. 未熟児の総論・概要

　未熟児とは，子宮外生活に適応するのに十分な成熟状態に達していない新生児であり，体重や在胎週数のいかんにかかわらず，身体や臓器の未熟徴候が認められる児を意味します[1]．未熟児の多くは在胎37週未満で出生した早産児であり，中でも在胎28週未満で出生した超早産児は，複数の臓器が未熟であり生命維持のために出生後，ただちに集中治療が必要となります．

　新生児医療の進歩に伴い，現在では未熟児患児を救命することが目標ではなく，いかに合併症なく救命するかが求められています．新生児医療スタッフが懸命に全身管理を行っている未熟児患児が手術施行のために手術室に入室してくれば，普段は新生児医療に携わらない手術室スタッフであっても，合併症なく患児の手術を無事終了させ，新生児病棟に合併症なく帰室させなくてはなりません．そのためには未熟児の特性を知り，管理の上でどの点に注意を払わなければならないかを，学んでおく必要があります．

2. 未熟児の手術の特性

　未熟児に対して行われる代表的手術は，未熟児網膜症に対して行われるレーザーによる光凝固術や，未熟児動脈管開存症に対する動脈管結紮術です．最近では新生児集中治療の進歩に伴い発生件数は少なくなりましたが，新生児壊死性腸炎（neonatal necrotizing enterocolitis: NEC）も未熟児に対する緊急手術の代表として挙げられます．

　未熟児症例に対する手術は，そのほとんどすべてが緊急手術です．未熟児動脈管開存症やNEC症例では，術前の全身状態が悪く多臓器不全を呈していることも多く，術前の状態を十分把握しておくことが質の高い術中管理に繋がります．術者が手術に集中できる環境を作り，手術時間を可能な限り短縮できることは未熟児患児にとって大切です．そのためには麻酔科医と手術室看護師が術中管理に果たす役割は大きいと言えるでしょう．

9

3. 未熟児の麻酔の特性

　未熟児の多くは早産児であり，低出生体重児（出生体重が2,500g未満の新生児）です．特に出生体重が1,000g未満の超低出生体重児や在胎28週未満で出生した超早産児の麻酔管理にはきめ細かい配慮が必要です．

1）呼吸・気道管理

　超低出生体重児の気管チューブは径が細く屈曲しやすい上に，声門下に挿入される挿入長が短いため，頸部の伸展や屈曲により容易に抜管されたり片肺換気になり得ます．しかも術中は未熟児ゆえに全身が覆布に覆われて，気管チューブを含め口元が十分観察できないことも多いです．覆布が掛かる前に，気管チューブを屈曲しない位置に確実に固定し，呼気二酸化炭素分圧波形が観察できるようにしておくことが重要です．

2）術中モニター

　未熟児の術中輸液・輸血管理は難渋することが多いです．特にNEC症例の開腹手術ではその輸液や輸血量が適切であるかどうかの判断は困難です．観血的動脈圧や心拍数の変化，大泉門の張り，術野の観察などで評価しなくてはなりません．尿量も未熟児では観察困難なことが多く術中管理の上での適切なモニターが少ないと言えます．

　また，未熟児では術中に点滴が漏れることも度々あります．覆布に隠れた点滴漏れに早期に気づくためには，点滴挿入側の四肢にSpO_2モニターを装着しておき，SpO_2値の描出がなくな

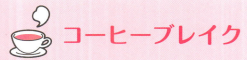
コーヒーブレイク

「モニター画面から術野が消える」

　最近の手術室では，ほぼ全室に術野モニターのカメラが設置されています．未熟児の開腹手術で手術開始時に術野がモニター画面に収まるようにカメラを設定しておきます．開腹してしばらくするとモニター画面から術野がずれて見えなくなっていることがあります．1,000g以下の患児では外科医の筋鈎による牽引で，体全体が容易に引っ張られて移動してしまいます．体全体が移動すると時に気管チューブも引っ張られて大変危険です．患児の術野が術野モニターからずれていくときには，すぐに外科医に知らせる必要があります．

ったときには点滴漏れを疑いましょう.

3）体温管理

　体重に比して体表面積が大きく，皮膚の透過性も高いので，寒冷に曝されると容易に体温を喪失します．手術室入室前に室温を高く設定し，入室後は早期に体温計を装着します．体温維持・調節には温風式加温装置が有用です.

4. 未熟児の手術室看護

1）目　的

（1）体温調節機能が未熟なため，体温管理に留意します.

（2）肺が未熟なため，周術期の気道や呼吸器合併症にいつでも対応できるように準備を整えておきます.

（3）皮膚が弱いため，テープ固定による皮膚剥離や褥瘡（じょくそう）の防止に留意します.

（4）手術によるストレスや侵襲が最小限になるように努めます.

（5）家族，特に出産後間もない母親への対応を十分配慮します.

2）手　段

（1）術前訪問により，情報（バイタルサイン，検査データ，出生の状況）を収集します.

（2）入室前に室温を十分に調節しておきます．低出生体重児，新生児は28～30℃に設定しておきます．乳幼児は，27～28℃に設定しておきます.

（3）児に使用する器具や，輸液，輸血，消毒液は事前に加温しておきます.

（4）適正な加温装置を準備し，手術前より手術台を加温しておきます．一方，覆布が掛かるとうつ熱傾向になりやすいので，注意が必要です.

（5）必要に応じて，保温のための帽子を準備します.

（6）室温維持のためドアの開閉は最小限にします.

（7）未熟児の手術における皮膚損傷のリスクは高いので，入室持や退室時には，全身の皮膚状態の観察を行います.

（8）体位固定器具，モニターコード，点滴ルートなどによる圧迫は注意しておきます.

（9）テープを貼付する場所には，皮膚被膜剤を塗布し乾燥してからテープで固定します.

（10）特にルート類をテープで固定する場合は，皮膚に圧がかかっていないか配慮します.

(11) 手術中は，ルートの刺入部や固定している皮膚の状態を常に観察しておきます．
(12) テープをはがす場合は，リムーバーを使用し，皮膚が剥離しないように細心の注意を払いながら，皮膚と平行に愛護的にはがします．
(13) 皮膚が弱く褥瘡発生リスクが高くなるため，体重が少し大きな児に対しては，除圧マットを用い，圧迫部位にドレッシング剤を貼り予防します．
(14) 皮膚に金属がふれていないか確認します．
(15) 対極板は，粘着力が強いため，皮膚剥離を起こしやすいので注意します．ジェルマット式の容量結合型対極板を使用することもあります．
(16) 心電図モニターの電極やSpO$_2$モニターのプローベなども，新生児用のものを使用します．
(17) 家族に対して，手術室オリエンテーションを行うと同時に，不安を表出できるような環境を提供します．

3）評　価

（1）手術終了後，体温の状態（中枢温度，末梢温度）を確認します．
（2）手術終了後，テープを貼付した場所に発赤や皮膚異常がないかを確認します．
（3）手術終了後，褥瘡がないかを確認します．
（4）術後訪問し，家族との会話の中で，不安がなかったかどうかを確認します．

5．症例提示

1）食道閉鎖症

　食道閉鎖症は，生まれつき食道が途中で途切れていてミルクが飲めない病気です．この病気の90%は，胃側の食道が気管とつながっています（C型食道閉鎖）（図1）[2]．

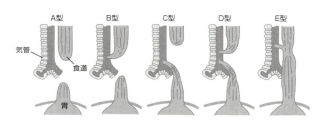

図1　食道閉鎖症

　症例は，37週0日，出生時体重1,698g．他院において自然分娩で生まれました．出生直後は

元気でしたが，生後5時間後より，口から泡状の唾液が多量に流れてくるようになりました．胃内にチューブを入れようとしましたが，チューブが胃の中に入れられないことから，小児専門病院に搬送され食道閉鎖症と診断されました．この症例は，胃側の食道が気管とつながっているタイプ（C型）でしたので，運ばれてきた当日に，食道と気管のつながっている部分を切り離し，口側の食道と，胃側の食道をつなぐ手術を行いました．

　このように，他病院から生まれて間もない赤ちゃんが運ばれてきてすぐに手術を行わなければならない場合は，母親が一緒に来院できない場合があります．

術前看護

　胎児期には異常を指摘されていなかった症例が，出生後に病気が明らかになった場合，家族にとっては突然のことで不安が大変強くなります．それに加えて，症例によっては赤ちゃんが転院し，新しい病院で十分な関係性が築けていないときに，病気の説明や手術の説明が行われます．そのために，家族の不安の表出が難しいことが予想されます．また，母親が出産した病院に入院したままである場合は，母親への赤ちゃんの病状の説明なども，家族にゆだねることになりますので，不安もさらに増大すると考えられます．

　危機的な状況での母子分離が，愛着形成に及ぼす影響は大きいので，手術室看護師のかかわりは短時間ですが，この時期の家族を支えるという点においては，大変重要な役割を果たすことになります．術前訪問では，赤ちゃんの状態も十分に観察する必要がありますが，家族が不安を表出できるように関わるとともに，医師とのコミュニケーションがスムーズに行えるような援助も必要になってきます．

術中看護

　患児は，左側臥位の体位をとるため，体の大きさに合わせた抱き枕を作成し，股間，左腸骨部，左肩，側頭部の体圧が分散できるように，サイズに応じた除圧マットを準備します．上側になる上肢は挙上させていますが，脱臼しないように注意します．また，肩は挙上しすぎないように注意します．除圧マットや圧迫部位にはあらかじめドレッシング剤を貼っておきます．

　新生児なので，術中は体温管理を十分に行うことが大切です．新生児は，体積に対する体表面積が，大人の3倍も大きいため，熱が奪われやすくなっています．また，皮下脂肪が少なく皮膚が薄いために体内の水分も奪われやすくなっています．室温は30度前後に調整して，温風式加温装置を使用します．患児に使用する器具も事前に暖めておきます．また，外気が入るこ

とで，室温も低下しますので，ドアの開閉は最小限にします．

術後看護

　新生児期の長時間の手術になりますので，手術終了時に皮膚トラブルなどがなかった場合でも，翌日には術後訪問し，実際に皮膚の状態などを病棟の看護師と一緒に確認します．術前訪問時の家族の情報などは，カルテに記載し，病棟にも申し送りをしておきます．

2）横隔膜ヘルニア

　先天性横隔膜ヘルニアとは，お腹と胸を分けている横隔膜という薄い筋肉の膜に生まれつき穴があいている病気のことです．この穴から，小腸，大腸，胃，脾臓，肝臓といったお腹の臓器が胸腔内に入り込み，肺が圧迫されます．その結果，肺の発達が障害され呼吸と循環の障害が生じます[3]．

　症例は，在胎24週時の胎児エコーにより，赤ちゃんの胃胞の位置異常があり，横隔膜ヘルニアと胎児診断され転院してきました．35週時に破水したので，翌日に小児外科，小児循環器科，新生児科，麻酔科，集中治療科の医師が待機する中，誘発分娩を行い2,115gで出生しました．出生後直ちに気管挿管され，ICUに入室しました．翌日には，呼吸・循環状態が落ち着いたため，開腹して左横隔膜ヘルニア修復術を施行しました．

　先天性横隔膜ヘルニアの児は，肺ができる限り成熟した状態であることが治療上望ましく，胎児期の産科管理が重要となります．出生後は呼吸・循環をはじめとした全身管理が必要となり，集中治療科，小児外科，新生児科などの合同チームで管理します．また，小児科医，看護師，他の療法士（栄養指導・発達支援・呼吸療法など）などで編成されるチームによる，長期的で細やかなフォローアップが，より良好な予後に繋がります．

術前看護

　胎児診断をされている症例は，各診療科，病棟，手術室の合同チームのカンファレンスを行います．予想される重症度により，出生時の蘇生や処置の準備も異なり，重症度に応じた対応で臨む必要があります．また，母親に関しても，羊水過多による切迫早産に注意しながら厳重に母体を管理します．

　おなかの赤ちゃんに病気があると，家族の不安が大きくなります．特に母親は，子供が病気であるということに関して自責の念が強く，精神的な負担が大きくなることがあります．入院されるまでの期間は，産科の外来などで，精神的なフォローを行う必要があります．その状況

を合同チームで共有し，少しでも安心して出産に臨んでもらえるような体制を作る必要があります．母親の入院後は，病棟でのフォローが主となりますが，手術室の看護師も，術前訪問で不安の表出ができるようなかかわりをする必要があります．

術中看護

重症例では肺が低形成であり，高頻度振動換気（high frequency oxygenation：HFO）を用いた呼吸管理をすることも多いです．手術室へは人工呼吸器を装着したままで移動する症例もあり，ベッド移動時にも細心の注意が必要です．

新生児なので，術中は体温管理を十分に行うことが大切です．患児の入室前に室温は30度前後に調整して，温風式加温装置を使用します．患児に使用する器具も事前に暖めておきます．また，外気が入ることで，室温も低下しますので，ドアの開閉は最小限にします．輸液や消毒薬も暖めておきます．手術中は，新生児の生理的特徴と周術期の体温変化を理解して，体温モニターや触診などで観察し，早期に体温調節をしていくことが重要となります．多くの症例で動脈管が開存しており，肺高血圧を呈する症例ではいわゆる"右左シャント"のために下肢のSpO_2が右上肢のSpO_2よりも低い値を示します．未熟児を含めた新生児症例，特に動脈管が開存している症例では，必ず右上肢と下肢の両方にSpO_2を装着しモニターしましょう．

術後看護

食道閉鎖症の項，参照．

3）先天性嚢胞状腺腫様形成異常

先天性嚢胞状腺腫様形成異常（congenital cystic adenomatoid malformation: CCAM）は，肺の一部が嚢胞状になる良性腫瘍で，嚢胞が大きいものから非常に小さいものまであります．胸腔内で心臓や正常肺を圧迫するために，胎児期や出生後にさまざまな問題を引き起こすことがあります．大きいCCAMは正常な肺を圧迫して肺低形成を起こしたり，心臓を圧迫して胎児水腫（腹水，胸水，心嚢液貯留，皮下の浮腫が主な所見です）となったりすることがあります．また食道を圧迫して胎児の嚥下を妨げてしまうと羊水過多となり，早産や破水の原因にもなります．

CCAMが大きい場合は，出生直後から人工呼吸管理が必要になる可能性が高く，場合によっては緊急手術が必要になることもあるため，小児外科医が緊急時にも対応できるような施設での分娩が勧められます．胎児水腫を認める場合は，胎児死亡や新生児死亡のリスクが高いと考

えられるため，早期娩出や胎児治療が必要になります．囊胞の大きなCCAMでは，囊胞羊水腔シャントの留置，囊胞が小さいCCAMでは経母体的に副腎皮質ホルモン（ステロイド）の投与が検討されます．

　症例は双胎で，在胎20週の時に第1児に右CCAM，胎児水腫と胎児診断されました．23週の時に，胎児治療として囊胞羊水腔シャント術を施行しました．しばらくは胎児の状態は落ち着いていましたが，再び囊胞が増大傾向の状態で出生となりました．出生後は集中治療室での人工呼吸管理と全身管理を行いました．

　気管挿管後もCCAMの増大は認めませんでしたが，日齢2に右肺下葉の切除を行いました．病変による健側肺と心臓の圧迫（縦隔偏位）が改善したことで呼吸循環状態が改善し，日齢8に人工呼吸器を離脱することができました．酸素投与などのサポートを必要としない呼吸状態で，視覚・聴覚や神経学的な後遺症なく，日齢30に退院することができました．

術前看護

　この症例のように，胎児診断され胎児治療が行われていた症例は，ご両親の病気に関する理解は得られていますが，同時に，出生後の赤ちゃんの状態に関する不安や，その後の手術に対する不安，また将来に対する不安が大きいために精神的なフォローが必要となります．産科の外来や病棟のスタッフと密に情報を共有し，出生や，手術に対する不安をできるだけ取り除けるような関わりが必要になります．

　この症例では，手術による胎児治療でしたので，母親の術前訪問時には，適切な声掛けにより不安を表出させながら，その不安を軽減しました．また出生後も，手術が必要であることが多いため，母親と良い関係性を保っていくことが必要です．

術中看護

　重症例では出生後，直ちに手術が必要となることもあります．出生前に患児の重症度を関連各科と共有し，出生後に手術が必要となる症例に対しては緊急手術を行う体制の準備が必要です．また，CCAM症例に気管挿管し，陽圧換気を行うと囊胞が陽圧換気により急速に過膨張する場合があります．この場合は直ちに囊胞ドレナージを施行しなければいけない場合もあり，麻酔導入時にはそれらに対応できるよう準備をしておく必要があります．

　本疾患患児の手術時には，片肺換気下での呼吸管理が必要な場合も多く，術中の肺高血圧に注意が必要です．出生直後に手術を必要とする患児では動脈管が開存していることが多いため肺高血圧のモニターとして，右上肢と下肢のSpO_2を術中通してモニターできるよう確実にSpO_2

モニターを装着します.

　他の新生児期手術と同様，術中は体温管理に十分な注意を払うことも大切です.

術後看護

　食道閉鎖症の項，参照.

4）停留精巣

　男児の精巣は，胎児期（妊娠3〜9ヶ月頃まで）に腹腔から陰嚢まで下降し，出生時には陰嚢内に位置するようになります．この生理的な精巣の下降が不十分で，精巣が途中で止まっている状態を停留精巣といいます．停留精巣の頻度は生下時には3〜4％ですが，生後3ヶ月頃までは精巣の自然下降が期待でき，1歳時には1％程度となります.

　症例は，34週1,708gで出生しました．出生後すぐに呼吸状態も安定し，30日後3,980gで退院しました．出生時より，陰嚢内に精巣は下降していませんでしたが，自然下降が期待できるので，1歳までは外来で経過観察をしていました．1歳を過ぎてからも，陰嚢内に精巣が下降してこないことから，1歳6ヶ月に，精巣固定術を行いました.

術前看護

　当院では通常，精巣固定術は日帰り手術で行っています．症例は低出生体重児でしたが，呼吸状態に問題がありませんでしたので，日帰りでの手術を計画しました．術前のかかわりとしては，手術年齢により発達段階に合わせた援助が必要となります．患児は1歳6ヶ月であり，家族を重要他者と認識を始めている年齢ですので，入室時に親と引き離されると啼泣する可能性があります．手術の必要性については，理解できる年齢ではありませんが，術前には家族と一緒に手術室で使用するマスクや，心電図電極に触れてもらい，少しでも慣れてもらえるような関わりをしておきます．また，子どもの好きな音楽などを事前に聞いておき，入室時にはその音楽を使用します.

　また，皮膚のトラブルはないか，テープへのアレルギーはないか，指吸などの癖はないかなど，家族の意向なども尋ねておく必要があります．日帰り手術では，看護師が，術前，術後に関わる時間が限られています．しかし，手術をするという親の不安はどんな手術でも変わりはないので，これらの情報を集め，プレパレーションをする必要があります.

● 術中看護

　入室時には，好きな音楽をかけ，笑顔で声掛けをしながら手術台に誘導します．モニターは，事前に実物を見せ興味を引きながら，手際よく装着します．「シールを貼るよ」「痛くないよ」と痛みを伴わないことを，子供の理解できる言葉や身振りなどで説明します．マスクには香りをつけて，子供が麻酔薬を吸入できるような環境を整えます．

　室温は，27～28℃に設定しておきます．小児は，成人に比べると熱産生の機能が不十分であるため低体温になりやすく，アンダーボディ用の温風式加温装置を使用して保温加温に努めます．術中は体温をモニタリングし，うつ熱などにならないように注意します．

　麻酔からの覚醒時は，激しく動くことがあり，気管チューブや点滴の事故抜去，転落のリスクもあるため特に注意を要します．病棟への搬送時にも急変する可能性があるので，患児の顔色などを十分観察しておく必要があります．

● 術後看護

　病棟帰室後には，家族に安心してもらえるように，手術室での頑張りの様子や，無事に手術が終了したことを伝えます．この時に，家族からの質問や不安があれば，医師に伝え説明してもらい，不安の解消に努めます．特に日帰り手術の場合は，当日に帰宅するので，不安をもったまま退院することがないように，手術室看護師も病棟看護師や医師と情報を共有しておく必要があります．

5）未熟児を既往にもつ鼠径ヘルニア

　鼠径ヘルニアとは，お腹の中にある臓器（小腸，大腸，大網，女児であれば卵巣，卵管）が鼠径部の筋膜の間から皮膚の下に出てきて，鼠径部が腫れてくる病気のことです．子どもの外科手術では一番多い病気です．発生率は子どもの1～5％とされています．

　症例は，一絨毛膜二羊膜性双胎で30週1,056g，アプガースコア（1分値/5分値）6/8で出生しました．出生後，直ちに気管挿管し，日齢11に抜管しました．体重が増加するのに時間を要しましたが，神経学的にも障害はなく，日齢50に退院しました．退院時に，両側の鼠径ヘルニアと診断されましたが，嵌頓の既往がありませんでしたので，体重が6kgになるのを待って，出生11ヶ月（修正9ヶ月）時に腹腔鏡下鼠径ヘルニア根治術を施行しました．通常当院では，鼠径ヘルニアは日帰り手術を行っていますが，未熟児であったことを考慮して1泊2日の入院となりました．

術前看護

　出生後の病歴については，外来時や術前訪問時に家族から情報を収集しておきます．未熟児であった患児では，慢性肺疾患（chronic lung disease: CLD）と診断されていないかの確認も重要です．情報を収集する場合に，早産児の家族は発育や発達に不安を持っている場合が多く，声掛けには十分注意します．また，早産で生まれた場合は，出生月齢ではなく，修正月齢で発達を見ます．好きな玩具などを聞いておいて，手術出室時には持参してもらうようにします．手術に対する不安も大きいと思いますので，家族が少しでもリラックスして不安が表出できるように援助します．

術中看護

　家族を認識し人見知りが始まる時期なので，離れると母子分離の不安から啼泣する可能性もあります．音の出る玩具や，持参している玩具などで注意を引き，発達に合わせた声かけを行い，スキンシップを図るなどしてなるべく早く泣き止ませるようにします．泣いたまま入室することで，家族も不安になりますので，安心してもらえるような声掛けをしておきます．

　腹腔鏡下手術では，気腹ガスにより体温が低下しやすいとされていますので，アンダーボディ用の温風式加温装置を使用して保温加温に努めます．術中は，体温をモニタリングし，うつ熱にならないように注意します．

術後看護

　早産児で気管挿管し，人工呼吸による呼吸管理をされていた患児は，術後呼吸状態が安定しないこともあるので，手術中の経過や患児の状況を病棟看護師に申し送りをします．家族には，患児の頑張りや，無事に手術が終了したことを伝え，安心できる声掛けを行います．術後の創部痛や嘔気・嘔吐がないか観察し，所見がある時には速やかに対応する必要があります．

引用文献

1．小林正久，他：新生児・未熟児に関する用語．周産期医学編集委員会（編）：周産期医学必修知識　第8版．東京医学社，東京，pp1263-1266，2016．

2．漆原直人：新生児外科疾患　―消火器外科疾患編―　食道閉鎖．ネオネイタルケア 29: 350-354, 2016.

3．新生児先天性横隔膜ヘルニア研究グループ．新生児先天性横隔膜ヘルニア（CDH）診療ガイドライン．メジカルビュー社，2016．

4．Fitzgerald M, et al: Hyperalgesia in premature infants. Lancet 1: 292, 1988.

Question

以下の記述の中で，正しいものはどれか．〈＊解答は巻末〉

Q1. 未熟児は全例早産児である．

Q2. 未熟児の手術の多くは緊急手術である．

Q3. 未熟児は小さいので体温管理は容易である．

Q4. 未熟児は体重も軽いので褥瘡は起こりにくい．

Q5. 未熟児で出生した症例では，成長後も日帰り手術は禁忌である．

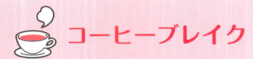

「麻酔が発達期脳に与える影響」

　幼若なラットやマウスを対象とした動物実験では，脳の発達が盛んなシナプス形成期に麻酔薬，鎮静薬を投与することによって，脳に重大な影響を及ぼす可能性があることが報告されています．ヒト発達期の脳において，麻酔薬や鎮静薬によって脳に重大な影響を及ぼすかどうかについては，現在も研究の途上にあります．早産児も痛みを感じ，手術によるストレスを受け，疼痛やストレスが悪影響を及ぼすことが明らかにされ[4]，早産児や新生児にも十分な麻酔や鎮静が必要であると考えられてきました．しかし，麻酔や鎮静が未熟児や新生児の神経発達に重大な影響を及ぼす可能性があることは注目すべきことで，今後の研究結果が待たれます．

（橘 一也，中林 頼子）

2章

水頭症

1. 水頭症の総論・概論

　水頭症は，髄液の貯留によって脳の機能異常をきたす病態の総称です．髄液は脳室内の脈絡叢で産生され，脳室腔（第3脳室，中脳水道，第4脳室）とくも膜下腔を循環して，静脈洞から吸収されます．水頭症の原因は，頭蓋内出血，髄膜炎，脳腫瘍，頭蓋骨早期癒合症のほか，先天性の場合もあります．くも膜下腔と脳室腔の交通がない場合を非交通性水頭症といいます．症状は，大泉門の膨隆，頭囲拡大，意識変容，不機嫌，嘔気嘔吐など多様です．

　水頭症により頭蓋内圧が亢進し，脳の発達に影響が及ぶ場合に治療が必要となります．治療には，シャント手術（脳室–腹腔〔VP〕，腰椎–腹腔〔LP〕，脳室–心房〔VA〕），内視鏡的第3脳室底開窓術，脳室内リザーバー留置術などが上げられます．シャントは，カテーテル部（脳室側および腹腔側）とシャントバルブ（圧管理式，圧可変式，流量調節式）から成り，髄液の停滞や流れ過ぎに注意して管理されます．

2. 水頭症の手術の特性

　脳室腹腔シャント手術では，穿頭で脳室端カテーテルを脳室内に留置します．そして頭皮から腹部の皮下まで，パッサー（円筒）を通じてカテーテルを誘導します．腹腔端カテーテルは腹腔内に挿入し，その間にバルブを留置します．腹膜炎や人工肛門留置などで腹腔を使用できない場合には，脳室心房シャントとして誘導したシャントを内頸静脈あるいは顔面静脈に誘導します．

　シャントは感染や閉塞をきたす場合があり，抜去や入れ替えの必要が生じます．非交通性水頭症の場合には，神経内視鏡手術として，ファイバースコープを用いて脳室腔を開放する第3脳室底開窓術，透明中隔開窓術，中脳水道形成術などが施行されます．交通性の場合には，内視鏡的脈絡叢焼灼術が行われることもあります．2500g以下の児では合併症が多いためシャント手術を避け，脳室内リザーバー留置や腰椎穿刺によって間欠的に髄液を外部に排泄して管理します．

3．水頭症の麻酔の特性

　全身麻酔下に，仰臥位で頭部を馬蹄状の固定具に乗せ，上半身を挙上した体位で行います．通常
1時間程度の手術で，切開創も小さく術後疼痛は少ないようです．以前に手術歴がある患者も多い
ため，基礎疾患と同時に過去の手術麻酔時の情報を把握すると有用です．術前の頭蓋内圧亢進症状
による意識変容があれば，脳灌流圧に配慮し，低血圧，徐脈，高二酸化炭素血症，低酸素血症を避
けて管理します．手術中に頭部を動かす場合には，気管チューブが抜けたり折れて閉塞したりする
ことがあり注意します．また体が下方に滑らないように体幹を支えて固定します．術前の全身状態
が安定していれば，麻酔から覚醒後に抜管します．手術終了後は神経障害，内分泌障害，出血，感
染などの合併症に注意します．

4．水頭症の手術室看護

1）目　的

　（1）手術によるストレス・侵襲を最小限となるように努めます．

　（2）麻酔や手術中の合併症の早期発見と予防に努めます．

　（3）水頭症に対するシャント手術では，患者の体内にシャントチューブやリザーバーが留置さ
　　　　れるため，創部の感染予防に努めます．

　（4）手術体位による皮膚損傷や神経損傷が生じないように努めます．

　（5）家族の心理的な不安や緊張にも十分に配慮します．

2）手　段

　（1）髄液の流れの異常がどこに生じ，流れをどのように修復するのかについて，また手術歴や
　　　　感染の有無について，カルテから十分に病態を把握します．予定された手術術式について，
　　　　カルテや担当医師と確認し，理解しておきます．

　（2）水頭症のシャント手術に使用されるシャントチューブやリザーバー，シャントバルブなど
　　　　は患者の状態によって異なります．手術中に過不足がないようにサイズやメーカーを事前
　　　　に確認し準備します．

　（3）手術体位を確保する際には，後頭部・側頭部・耳介部の皮膚の圧迫防止に除圧をします．

　（4）手術操作により患者の身体や頭部を動かしたり，位置の調整をしたりした場合には，その
　　　　都度，気管チューブの異常の有無や手術体位の異常の有無などを確認します．

3）評　価

（1）手術終了後は皮膚損傷の有無について確認します．

（2）創部の出血や異常の有無について確認します．

5．症例提示

1）脳　瘤

　症例は，帝王切開により36週5日体重2,652gで出生した頭頂部髄膜瘤の患者です．在胎30週ごろに両室脳室拡大を指摘され，MRI検査にて直径25mmの嚢胞を認めました．

・生後3日目：脳瘤切除術

・生後14日目：脳室リザーバー留置術

・1ヶ月目：内視鏡的第3脳室底開窓術，内視鏡的脈絡叢焼灼術

・2ヶ月目：VPシャント術

　術後に創部離開，髄液漏にて入院加療し，重篤な頭蓋内感染を合併することなく改善しました．段階的な治療となり，合計4回の手術を全身麻酔下に行いました．現在は退院して外来フォロー中です．

術前看護

　胎児診断により出生前から手術の必要性が家族にインフォームドコンセントされていますが，出生直後に手術が必要な状況に家族の不安は大きいものです．特に出産直後の手術の場合，母親も入院中であり配慮は重要です．手術室に入室する前の面会や，家族が待つ環境などの配慮をします．また，状態にあわせて手術が行われるため，その都度，入院病棟の看護師と連携し，家族の精神的なケアについても配慮します．

　この症例は，脳室リザーバー留置後に内視鏡的脳室底開窓術，VPシャント術を実施しており，創部が近接していることにより癒着や創部感染のリスクも高くなります．手術前に皮膚の異常の有無を十分に観察する必要があります．

術中看護

　新生児は皮膚も脆弱であり，麻酔や手術の侵襲に対しても予備力がありません．特に，この症例のように，生後3日目の手術時は手術中の体温管理には，細やかなケアが必要です．予測される出血量は少ないのですが，環境からの影響を受けやすいのが特徴です．新生児や乳児は

容易に低体温になりやすく，これは手術後の薬物代謝の遅延や，止血・凝固機能の低下，感染率の上昇などのリスクを高めます．手術前から手術室内の温度・湿度を患者にあわせて調整します．手術ベッドの入室前から加温を始め，処置中の体温変化を最小限となるように配慮します．手術の展開にあわせて，出血が予測される場面は特にバイタルサインの変化や異常の有無に注意し異常の早期発見に努めます．また，頭部を馬蹄に固定しての手術になりますので，馬蹄の患者と接触する部分は特に配慮が必要です．皮膚の圧迫が生じないように，また操作により頭部がぐらぐらと動いてしまわないように綿包帯などを利用し，患者の頭部にあわせて調整します．

術後看護

　手術終了直後は手術野で使用されるドレープを除去しますが，新生児や乳児の場合にはこの際に皮膚損傷が生じないように注意が必要です．本症例はVPシャントであったため，頭部から腹部にかけて皮膚状態を観察し，また，創部出血や皮下出血などの異常がないか，創部のドレッシングの際と手術室退室時に観察します．なお，馬蹄を外し手術体位を解除する際，麻酔覚醒に向けて準備する際の移動時も気管チューブなどに異常が生じないように注意が必要です．非交通性の水頭症は，髄液循環路の閉鎖が原因であり，その改善のための手術が必要です．シャント部位創部に感染が生じないように十分なドレッシングをします．

　手術前から低体温の予防を実施しますが，特に手術野のドレープを除去する際は，身体の露出と環境温の影響により，低体温になりやすいタイミングです．安全な麻酔覚醒のためにも，手術中の体温からアセスメントし，環境温を調整します．

2）脳内出血後水頭症

　37週2,754gで経腟分娩で出生，周産期に異常はありませんでした．生後27日目の朝4時頃，哺乳中に突然の啼泣後に嘔吐を繰り返し，顔色不良と頻回の便を認めました．その後，哺乳不良で意識障害が増悪したため，近医受診したところ当院救急外来へ紹介されました．来院時は，JCS20程度，GCSE2V4M4で瞳孔の偏位や不同はありませんでしたが，大泉門が膨隆し，頭部CT検査では左硬膜下に血腫を認めました．

・生後27日目：開頭血腫除去術，外減圧術

・2ヶ月目：血管造影検査

・3ヶ月目：MRI検査

・3ヶ月目：内視鏡的第3脳室底開窓術，脳室リザーバー留置術

経過中，症候性てんかんに対して投薬を行いました．術後当日に気管チューブを抜管しましたが，喉頭軟弱症を合併し吸気時喘鳴を認め，経鼻胃管で栄養管理中です．いずれも全身麻酔にて管理しました．新生児期の脳出血の原因には，血友病，脳動静脈奇形，脳腫瘍，虐待などがありますが，今回は検査結果から脳動静脈奇形と推定されました．

術前看護

発症までに特に異常もなく経過していた症例です．夜間診療時間帯に急に子どもの容態が悪化し，緊急入院から緊急手術と急激な変化のため，家族の心理的な動揺と不安は大きいものです．3ヶ月目に内視鏡的第3脳室底開窓術となり，急性期を脱し，生命の危機はなくなりましたが，家族は後遺症などへの不安が強い状況と考えられます．前回の手術の際の想いや不安を手術室看護師が共有することで，軽減できることもあります．可能な限り術前訪問を実施します．頭蓋内出血後の水頭症は交通性の水頭症であるため，髄液の産生過剰や髄液の吸収障害が原因です．患者は左硬膜下血腫が初期所見ですが，どの部位が出血し，どのような処置がされたのか事前に十分な病態や経過の情報収集をして手術に臨みます．

術中看護

患者は脳動静脈奇形と推定されていますが，脳内出血後であり診断が確定されるまでは，手術中は再出血などの二次的な合併症にも注意します．場合によっては開頭手術への移行など緊急事態への配慮も必要であるため，担当する看護師は緊急対応ができるようなスキルが必要です．手術は内視鏡的に行われるため，手術進行を画面で確認しながら，バイタルサインの変化に留意し，出血に注意します．また，リザーバーの設置時は，主治医から指示された規格のリザーバーが準備されていることを事前に確認しておくことが重要です．

術後看護

リザーバーは頭蓋骨上の皮下に埋め込まれます．不用意な圧迫や手術後の感染を防ぐことが重要となるため，手術後に馬蹄型の頭台を外す際やドレッシングなどに注意が必要です．

患児は喉頭軟弱症や症候性てんかんなども併発していました．麻酔導入時や麻酔覚醒時は特に状態変化も生じやすいことから，術後の麻酔薬や鎮痛薬の効果が消失する過程の異常の早期発見が重要です．観察は十分に行います．

3）先天性水頭症，全前脳胞症

在胎29週に胎児MRI検査で水無脳症もしくは全前脳胞症が疑われ，35週4日2,347gに母体適応での帝王切開術で出生しました．生後4日目に無呼吸のため気管挿管を行い人工呼吸下で管理していました．MRI検査では，前頭葉以外に脳実質がみられず，ほとんどの領域を脳脊髄液が占める高度の水頭症が進行し，頭囲は著明に拡大していました．次第に徐脈傾向となり無呼吸発作と痙攣が出現し，生後2ヶ月目にMRI検査で脳幹の屈曲と圧迫を認めたため，セカンドオピニオンで当院外来を受診し手術を受けました．

・3ヶ月目：VPシャント術

・4ヶ月目：気管切開術

・9ヶ月目：膀胱瘻造設術

VPシャント術後も脳室は拡大したままでしたが，大泉門は平坦で縫合離開も軽減しました．術後も中枢性無呼吸が見られて抜管困難のため，気管切開術を受けました．その後は尿路感染症と高度の膀胱尿管逆流のため，膀胱瘻造設術を受けました．手術後は前医に戻り，加療されています．

術前看護

患者は胎児期から先天性水頭症と診断されていました．胎児期水頭症のほとんどは神経の発生過程に何らかの障害による原発性の水頭症であり，胎児期診断により出生前に家族にも予後や必要となる手術・治療についても説明がされていました．予後が良好な病態ではありませんが，両親はセカンドオピニオンで来院され，できる限り可能な治療を希望されています．

手術療法としてはまずVPシャントを行います．初めての麻酔や手術に対する不安や疑問点が軽減するように，術前訪問や病棟看護師からの情報をもとに関わることが必要です．また，頭囲が著名に拡大しているため，手術中の馬蹄型の頭台の使用時は，患者との接触面の皮膚損傷予防を十分に行います．

術中看護

頭囲が著明に拡大しているため，手術台の上で頭が安定しない可能性もあります．また，術前から頭皮に皮膚損傷が生じている場合があるため，十分に観察します．頭から頸部，腹部を観察しやすくするために肩枕が使用されることもあり，過伸展による神経損傷にも注意が必要です．また，手術手技により頭の位置を動かす際は，特に気管チューブや手術体位の固定について，その都度，異常がないか確認することが重要です．VPシャントでは頭部から腹部にか

け広範囲の皮膚の露出があり，手術中は低体温になりやすい環境になります．手術の進行にあわせて，室温の調整や送風式の加温装置を使用し加温し低体温予防をします．

術後看護

　患者は手術前から徐脈や中枢性無呼吸発作，痙攣などの症状がありました．手術後もこれらの症状の観察は重要です．留置したシャントの屈曲や何らかの原因による閉塞，感染によるシャントの機能不全症状について，異常の早期発見に努めます．

Question

以下の記述の中で，正しいものはどれか．〈＊解答は巻末〉

Q1. 水頭症は，髄液の産生や交通に関連した異常によって生じる．

Q2. 体重や病態に関係なく最善の手術は常にシャント手術である．

Q3. 水頭症の症状には，嘔気嘔吐，意識変容，無呼吸，痙攣などの頭蓋内圧亢進症状がみられる．

Q4. シャント手術では異物挿入に伴う感染対策に配慮し，創部に関連する皮膚異常を術前に把握しておくことが有用である．

Q5. 術中には，後頭部や側頭部・耳介部の圧迫や，頭位変換に伴う気管チューブの異常に配慮が必要である．

Q6. 水頭症の手術は，手術時間も比較的短く開頭操作がないので，低体温に注意する必要はない．

（糟谷 周吾，犬童 万里代）

3章

二分脊椎症

1. 二分脊椎症の総論・概要

　妊娠4～5週の胎児では，脳や脊髄のもとになる神経管が形成されます．神経管の下部（脊髄）閉鎖障害によって，二分脊椎症が発症します．閉鎖障害の原因はよくわかっていませんが，妊娠中の葉酸不足・未治療の糖尿病などは誘因となると言われています．二分脊椎は表面から脊髄の異常が見える顕在性二分脊椎症（脊髄髄膜瘤）と，異常が見えない潜在性二分脊椎症（脊髄脂肪腫）に大別されます．ここでは脊髄障害とその合併症に対してさまざまな治療が必要とされる顕在性二分脊椎症について述べます．

　脊髄の障害の程度は髄膜瘤の形成部位により異なりますが，多くの場合，次のような病態を合併し，治療が必要となります．①水頭症，②小脳や脳幹などが脊椎管に陥入するキアリ奇形，③骨・関節の変形・脱臼による歩行障害，④排尿・排泄障害，⑤痙攣や学習障害の頻度も低くありません．新生児期に行われる髄膜瘤修復術や水頭症に対する脳外科治療に加えて，幼児期より成人期まで整形外科，泌尿器科，小児外科，神経科など多くの診療科の治療や，学校教育や社会適応の支援が必要とされる疾患です[1,2]．

2. 二分脊椎症の手術の特性

　胎児診断の発達により，今では二分脊椎を合併した多くの患児は出生時の髄膜瘤の損傷を防ぐために帝王切開で出生します．髄膜瘤の損傷がない場合，通常生後72時間以内に髄膜瘤修復手術が行われます．一方，瘤の破裂を伴う症例では感染や神経の障害を最小限にするために緊急に手術が行われることもあります．髄膜瘤の修復のほか，水頭症を合併している症例では脳室シャント術，呼吸障害を伴うキアリ奇形に対しては大孔減圧術などの手術も必要です．

　幼児期になると排尿障害や排泄障害に対する治療が行われ膀胱尿管逆流手術，膀胱拡大術や虫垂瘻造設術などの手術が必要になることもあります．学童期では下肢や股関節の変形・歩行障害に対して骨切り術などの矯正手術が行われます．知覚鈍麻のために発生する褥瘡も治療が必要です．

　このように多岐・長期にわたる手術や治療が必要であることが二分脊椎の手術の特性です．幼少

期から繰り返し手術や治療を受けているため，ラテックスアレルギーを発症する患者もいます．また手術や麻酔に対する恐怖・拒否の感情，長期入院に伴う思春期以降の精神や社会適応の問題も入院や手術に際して配慮が必要です．

3．二分脊椎症の麻酔の特性

　術前の患児は通常，腹臥位で管理され，髄膜瘤は損傷を避けるためドレッシング材で被覆されています．手術室で仰臥位の気管挿管を行う際は髄膜瘤を圧迫しない工夫が必要です．側臥位で挿管を行うこともあります．手術は腹臥位で行います．手術中は低体温や出血・髄液の漏出に伴う体液喪失に注意が必要です．

　生涯にわたり多くの手術を受ける疾患であり，アレルギーには特に留意します．二分脊椎患者のラテックスアレルギー合併率はかつて40％以上と言われました．しかしラテックス製品を新生児期から避けることで感作の予防ができると報告があり[3]，ラテックスフリー環境の確保は重要です．幼児期以降はアレルギーに関して丁寧な問診を行い，過去の麻酔記録も参照します．発作が起きた際の対応も確認します．下半身の知覚鈍麻や関節の変形や側弯は多くの患者で認められます．術中の皮膚の圧迫や傷から褥創や感染症を併発することもあり，手術の際には適切な皮膚保護・除圧を行う必要があります．

4．二分脊椎症の手術室看護

1）目　的

　（1）術中体位による皮膚障害・褥創の予防（特に膝や腸骨部）に留意します．

　（2）手術による侵襲（体温と循環の変動）が最小限になるよう努めます．

　（3）関節可動域の制限や拘縮などに留意した体位作成を実施します．

　（4）ラテックス感作が生じないよう留意します．

　（5）髄膜瘤の破裂に伴う感染に留意します．

　（6）患者および家族の精神面に配慮します．

2）手　段

　（1）術前訪問およびカルテによる情報収集（バイタルサイン・体格・瘤の部位，大きさ・麻痺レベル・前処置の状況・アレルギー）を行います．

（２）長時間の手術により圧迫部位の褥創発生リスクが高くなるため，除圧マットやドレッシング材の使用により褥創予防を図ります．

（３）手術や麻酔の手技に対して体位制限が生じる場合があるため，体位作成の物品を工夫します．

（４）創部の露出や消毒による体温への影響を考慮し，室温調整や温風送風機などを使用して低体温を防止します．

（５）手術操作に伴う血液・髄液・尿など体液喪失を測定し，循環動態を把握します．

（６）手術時にラテックス製品を使用しません．また手術室入口にラテックスフリーと掲示し，スタッフに周知します．

3）評　価

（１）手術終了後，褥創の有無を確認します．

（２）新生児期・乳児期の場合，体温変動について確認します．

（３）髄液漏出に伴う循環動態変動について確認します．

（４）関節痛・骨折などの有無を確認します．

（５）術前・術後訪問を実施します．

5．症例提示

　妊娠週数25週の妊婦検診で胎児の脳室拡大を指摘，当院に母体紹介．MRIにて脊髄髄膜瘤と診断されました．37週5日，3,544g，帝王切開術で出生．Th6〜S2レベルの髄膜瘤があり，下肢伸展・拘縮，両内反足を認めました．生後2日目に脊髄髄膜瘤に対して修復術および頭皮下脳脊髄液リザーバー（オンマイヤー）留置術を施行しました．

以下に，本症例のその後の当院での手術歴を列挙します．

・生後2ヶ月：脳室－心房（VA）シャント術．

・1歳2ヶ月：両アキレス腱切断術，シャント不全に対して心房管入れ換え術．

・4歳11ヶ月：VAシャント機能不全に対してVAシャント術．

　手術回数は全5回．キアリ奇形・神経因性膀胱・便秘症・発達遅滞など様々な合併症があり，排尿障害に対して清潔間欠導尿が必要になりました．また，水頭症に関しては感染や機能不全，成長に伴うチューブ長の短縮や劣化などによる交換も必要でした．下肢の麻痺や拘縮により，当院の連携養育施設においてリハビリや変形に対する整形外科治療が必要となりました．

術前看護

　脊髄髄膜瘤の場合，出生直後または翌日に初回手術を施行する場合がほとんどです．新生児であり，体温や循環，皮膚の状態など看護介入すべき問題点が多くあります．

　まず術前に患者の麻痺レベルや瘤の大きさ，拘縮の程度などの情報を収集し，体位作成に必要な物品を準備します．麻酔導入時や術中の体位について麻酔科医師や執刀科医師と話し合い，患者が安全で安楽な姿勢を保持し，同時に医療・看護介入がしやすい環境を整えます．手術が複数回に及ぶため，患者は手術のみならず病院や治療に対して嫌な思いや恐怖感を抱く可能性があります．成長発達により理解度が高まり手術に対して協力的になることもありますが，幼少期の段階では不安や恐怖心が軽減できるように，患者や家族に術前訪問や手術室探検ツアーなど手術に向けた情報提供・プレパレーションを行います．

術中看護

　ラテックス感作を避けるため，初回手術よりラテックスフリーを基本とします．新生児期における手術は，熱放出による低体温が問題になります．手術室の室温調整や温風送風機（当院ではアンダーボディ全身用タイプを使用）により加温・保温し低体温予防に努めます．麻酔導入時は瘤の損傷を予防する必要があるため，瘤の部分に応じて穴を空けた除圧マット（図１）を使用するなど，使用物品に工夫して仰臥位で麻酔導入ができるようにします．

　手術は腹臥位で行われます．顕微鏡を使用した緻密な手術操作であるため，瘤の大きさや程度により長時間の手術になることもあります．患者の麻痺レベルや拘縮などによって良肢位や圧迫部位は異なりますが，特に腹臥位での圧迫部位である胸骨や膝を保護して，同時に手術操

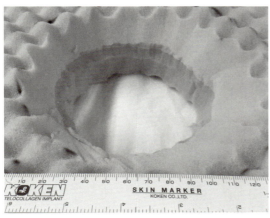

図１　手術用床ずれ防止マットレス
ソフトナース®にすり鉢の状穴を作成しました．仰臥位でも髄膜瘤を圧迫しません．

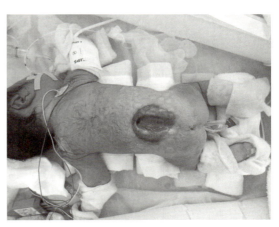

図２　術中の体位
長い手術の場合，頭は術中に向きを変えて，顔や耳に圧迫が加わらないようにします．

作の妨げにならないよう体位作成を行う必要があります（図2）．手術前の消毒は，髄膜瘤は温生食で洗い流すにとどめ，周りの皮膚のみ0.025％のベンザルコニウムで消毒しています．

術後看護

　手術終了後はバイタルサインを含む全身状態や皮膚損傷・神経損傷の有無を確認し，帰室する病棟に手術内容や術中経過と共に申し送りします．皮膚損傷が認められた場合は皮膚・排泄ケア認定看護師の介入を依頼し，術後のケアを行います．帰室後は病棟で全身状態や創部（血液や髄液の漏出の有無，皮膚色）などを継続して観察する必要があります．

　今後，患者と家族は当院や他の医療機関でも複数回の手術を経験することになります．積極的に術後訪問を実施し，患者家族や病棟スタッフとコミュニケーションをはかります．患者や家族が抱く手術や手術室に対する疑問点があれば解決し，患者の術後状態を把握することで手術室での看護を振り返り，次回の手術に活かせるようにする必要があります．

引用文献

1. James W, et al: Adult consequences of spina bifida. A cohort study. Clin orthop Relat Res 469: 1246-1252, 2011
2. 浪間孝重ら：二分脊椎症における診療連携　排尿障害プラクティス 15：50-55，2007
3. Blumchen K, et al: Effects of latex avoidance on latex sensitization, atopy and allergic diseases in patients with spina bufida. Allergy 65:1585-1593, 2010

Question

以下の記述の中で，正しいものはどれか．〈＊解答は巻末〉

Q1. 二分脊椎患者でのラテックスアレルギーの発生頻度は一般的な手術患者と変わらない．

Q2. 新生児はまだラテックスに感作されていないので，髄膜瘤の手術ではラテックス製品の使用を制限する必要はない．

Q3. 術前に髄膜瘤の部位や大きさを知るために，必ず瘤に触れて大きさや形を直接確認するべきである．

Q4. 二分脊椎患者は障害の程度に応じて，社会生活への適応のために医療だけではなく教育や福祉など多分野の支援・介入が必要である．

Q5. 二分脊椎症患者は幼少の時から繰り返し手術を受けていて手術に慣れており，恐れや不安を抱くことが少ない．

☕ コーヒーブレイク

　顕在性二分脊椎は妊婦検診で異常を指摘され，その後の検査で診断される場合がほとんどです．両親は，出生前からインターネットなどの情報や医療者からの説明を受けることで，少しずつ疾患を理解し障害のある子供を受容していきます．予定帝王切開で出生することが多いため，当院では出生前より家族と手術室看護師が関わります．少しでも安心してお子様の手術を受けていただけるようにお母さんや家族の気持ちに寄り添い帝王切開のケアを行っています．出生時の児や髄膜瘤の状態など，帝王切開に立ち会った看護師と手術担当看護師が情報を共有しています．手術前には体位の取り方など執刀科医師だけではなく麻酔科や新生児科とカンファレンスを実施し手術に臨みます．患部以外に損傷を受けることは患者家族の大きなストレスです．麻痺レベル・拘縮など，神経症状に応じて体位を工夫し皮膚保護するなど，当院で特に気をつけているポイントです．

（五十嵐 あゆ子，川名 信，山木 曜子）

4章

先天性股関節脱臼

1. 先天性股関節脱臼の総論・概要

　先天性股関節脱臼の病因としては，生まれたときの素因とその後の環境要因が考えられます．遺伝やエストロゲンにより女児に多い関節弛緩性，骨盤位出生などの要因で脱臼になりやすい股関節に，脱臼誘発筋の過緊張や縦抱き抱っこなどの出生後の環境要因が加わり股関節脱臼に進展します．その発症率は，予防啓発や乳児健診などにより，1970年代以前と比べると，10分の1以下と激減しました．

　しかし近年，疾患の減少とともに診断が遅れ，歩行開始時に初めて股関節脱臼と診断され，治療に難渋する症例が出てきています．日本小児整形外科学会による2011年（平成23年）から2年間の全国実態調査では，歩行開始時に診断される症例が年間100例近くあり，多くの症例は検診を受けているが診断に至らなかったという状況が明らかになりました．

2. 先天性股関節脱臼の手術の特性

　小児整形外科医は，脱臼の重症度を視診や触診に加え，X線写真，超音波にて分類します．乳児で軽症の場合は，「リューメンビューゲル」で股関節を開排位に保つ補助具を用い，症状により「開排位持続牽引」ののち，全身麻酔下に「股関節開排位ギプス固定（＋大腿内転筋切離）」などの保存療法で9割の患者が改善します．残念ながら保存的療法では数パーセントは改善せず，「臼蓋形成術（＋骨盤骨切り術）：ソルター手術と場合により大腿骨骨切り術」が適応になります．①2歳までに保存的治療で改善がない場合，②前述の脱臼の発見年齢が4～5歳以上と高い場合，③他の全身奇形や重度の骨筋肉などの疾患を伴っている場合に，手術的な整復が必要となります．手術は，側臥位で4～5時間必要です．ソルター手術と大腿骨骨切り術を同時に行うと，輸血が必要となる場合もあります．術後は，胸部から腰下までギプス固定します．これに約1時間必要です．ギプス固定は6週間です．抜釘は術後2～3ヶ月です．

34

3. 先天性股関節脱臼の麻酔の特性

手術は，患側上の側臥位で行い，5～6時間かかるため，術後の鎮痛目的も含めて硬膜外麻酔を併用することもあります．点滴は輸血ラインも含め2本確保します．出血量を少なくするため，低血圧麻酔を採用する施設もあります．手術終了後は仰臥位に戻し，胸部から膝下までのギプス固定を行います．ギプスに排尿排便用の穴をあけ，おむつを使用できるようにします．術後鎮痛用の硬膜外カテーテルはギプスにおおわれ抜去しにくくなることがあり抜去する場合もあります．その場合はIV-PCAや定時のアセトアミノフェンの投与を検討します．全ての操作が終わったら，全身麻酔から覚醒させます．

4. 先天性股関節脱臼の手術室看護

1) 目　的

（1）患児や家族が嫌な思いをせず，今後の治療に安心して臨める環境を提供します．

（2）円滑な麻酔導入を実現します．

（3）手術体位（側臥位）に伴う皮膚障害，神経障害，脱臼などを防ぎます．

（4）手術侵襲による身体的ストレスを最小限にするよう努めます．

（5）円滑に手術室を退室できるように努めます．

（6）病棟に帰室した後も合併症が生じないように配慮します．

2) 手　段

（1）術前訪問を実施してカルテと問診から情報収集を行います．

（2）手術室内での流れを十分に説明し，必要なら事前に手術室見学を行います．

（3）家族同伴入室の適否について主治医，麻酔科医と検討します（同伴が望ましくない場合もあります）．

（4）側臥位により圧迫される部分に神経障害や皮膚障害が生じないよう，適切な大きさの腋窩枕や除圧マットなどを使用します．顔面が接する枕は適切な高さとともに十分柔らかいものを使用します．

（5）関節の可動域内で体位がとられているか確認します．

（6）出血量，尿量を適宜報告し，血液製剤の使用にも備えます．

（7）室温の調節や温風式加温装置の使用により低体温を回避します．

（8）ギプスが皮膚障害の原因にならないか，排尿排便の際に支障とならないかを確認します．

3）評　価

（1）手術終了後に皮膚障害，神経障害，脱臼や関節痛などの有無を確認します．

（2）血圧，脈拍，呼吸数，SpO_2，体温を確認します．

（3）出血量，尿量，輸液量，血液製剤の使用量を確認します．

（4）興奮，シバリング，嘔気嘔吐，創部痛の有無を確認します．

（5）術後訪問を実施して状態を把握します．

5. 症例提示

　3歳2ヶ月女児，妊娠出生歴に問題はなく，3ヶ月健診で指摘され保存療法を受けるも，歩行開始とともに跛行が目立ち，臼蓋の低形性を伴う高度脱臼の診断で，ソルター手術（＋大腿骨骨切り術）が予定されました．全身状態・検査に問題はなく，おむつは外れていない．母への依存度が強い印象でした．

術前看護

　3歳児で，初めての手術・長期入院の場合，介護者の不安も強く，配慮が必要になります．術後はギプス固定されベッド上安静となりますので，食事・排泄などの術後の状態を含めた事前の説明が重要になります．この年齢では入室時のストレスを軽減する目的で，前投薬や母児入室の麻酔導入などの配慮が重要になります．また術前訪問により患児（と母親）と仲良くしておくことも重要です．

術中看護

　外科医にとって手術操作を容易にする，良好な術野を得るための体位は，必ずしも患児にとって安全で安楽な姿勢とは限りません．特にこの手術は側臥位で長時間に及ぶため，それに伴う神経障害，褥瘡，関節痛，脱臼などが起こらないようにしなくてはなりません．適度な大きさの腋窩枕や腰枕を使用し，固定用装具と皮膚との接触面には，後述のスポンジ（ソフトナース）を用い，皮膚障害・神経障害が起きないよう留意します．特に下になった顔面や側頭部は時々持ち上げ，血流を改善するように留意します．また，全身の関節が可動域内にあって，過度の圧迫，牽引，伸展がないことや，さらに呼吸器系，循環器系，神経系の機能を障害しない

こともも確認します．この許容範囲が，障害のある神経筋疾患の患児などでは，かなり狭く体位をとるのが難しい場合があります．また，各種モニタがうまく装着できているか確認し，安全な麻酔管理ができるようにします．

　当施設では，図に示すもので体位により注意すべき神経や皮膚を保護します．図1のパームQという携帯型接触圧力測定器は，圧力を数値で示します．毛細血管を傷害しない圧は，32mmHgまでで，70mmHgでは不可逆的な変化が起こり，200mmHgになると細胞が壊死します．それを予防するため，ピュアフィックス（図2）やソフトナース（図3）を使用します．特にピュアフィックスは，術中のずれ力や摩擦の軽減に有効です．

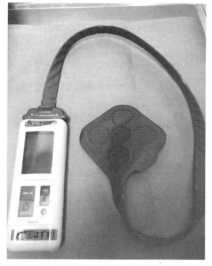

図1　パームQ
（携帯型接触圧力測定器）

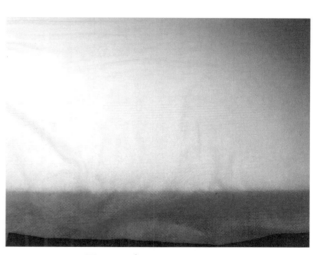

図2　ピュアフィックス

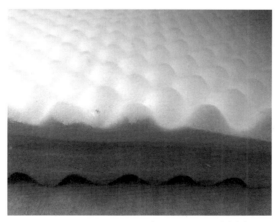

図3　ソフトナース（0～120kg対応）

術後看護

手術が終わったら，褥瘡ができていないか確認します．圧迫力やずれ力がおよんだ部位を確認し，発赤や水泡があれば，デジカメで記録します．その後，良肢位を保ち，神経や血管を圧迫しないようにギプスを巻きます．できあがれば，爪の色で血流を確認し，指先の動きで神経の圧迫がないことも確認します．ギプスの角が皮膚に食い込んでいないかもよく見ます．WOC ナース（皮膚排泄ケア領域認定ナース）が主導してケアする施設もあるでしょう．排泄物で汚染しやすい部位に幅広テープを用いて簡便に交換できるように配慮することもあります．余裕があるときは，ギプスにイラストや励ましの言葉を書いたり人気キャラクターのシールを貼ったりして，少しでもストレスが和らぐことを願っています．

Question

以下の記述の中で，正しいものはどれか．〈＊解答は巻末〉

- **Q1.** 先天性股関節脱臼は，膝蓋骨形成不全が原因である．
- **Q2.** 先天性股関節脱臼は，大腿内側皮膚溝は左右対称である．
- **Q3.** 先天性股関節脱臼は，下肢の延長がみられる．
- **Q4.** 先天性股関節脱臼は，開排制限がみられる．
- **Q5.** 先天性股関節脱臼の「乳児期の症状」はクリックサイン陽性である．

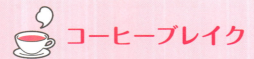

母親になったスタッフが，赤ちゃんを抱っこして仲間に挨拶しにきました．最近まで学生っぽい雰囲気だったのが，すっかり母の物腰になっていました．お出かけ用のベビースリングに赤ちゃんをくるみ，おしゃれな感じも素敵でした．少し気になって，おくるみは先天性股関節脱臼の原因になることがあるよ，と言うと，知らなかった，と．試しに，複数の若い看護師にこのことを尋ねてみると，知らない方が多い感触．看護学校では教わらないのかも知れません．しかし，母親教室では赤ちゃんの両足を揃える姿勢は危険であると教えているはずで，その結果，近年，この疾患が減少しています．通信販売のサイトをのぞくと，スリングで見栄え良く赤ちゃんを横抱きにしている写真がたくさんあります．たまにお出かけするときに小粋なのは構わないと思いますが，いつもそうするのは良くないと思います．こういうのを老婆心というのでしょうか．老爺心です，という突っ込みはご勘弁を．

（蛭川 有香子，村上 剛，広木 公一）

5章

内反足

1. 天性内反足の総論・概要

　生まれつき足の先が内側と下を向き（尖足），足の裏が内側に向いて（内反）へこんだ変形（凹足）を示します（図1）．原因は不明ですが，足が変形し，軟部組織が短くて固く伸びない病気です．約1,000人の赤ちゃんに1人の割合で認められます．遺伝的要因があると，300人に1人の割合です．男女比は，2：1で男性の方が頻度は高いです．多発性関節拘縮症や二分脊椎，筋緊張性ジストロフィーなどの疾患に伴う場合もあります．診断は外見からわかりますが，X線写真での骨の形成や位置関係が重要です．

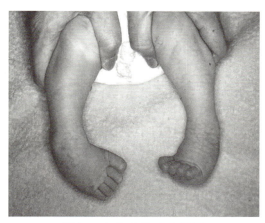

図1　出生直後の内反足
（神奈川県立こども医療センター整形外科より提供）

2. 内反足の手術の特性

　自然治癒はなく，治療が遅れると難治性となります．介護者には長い経過で治療が必要であることを理解してもらう必要があります．まず生後2～3週で徒手整復（施設によっては全身麻酔下にアキレス腱切離術を加えます）の後にギプス矯正を行います（ポンセチ法）．うまくいけば足部外反

矯正装具（デニスブラウン装具）（図2）とし，歩き始めたら夜間だけ保持するプラスチック装具や特殊なインソールの靴とします．それでも十分に治らなかった場合には，早くて6ヶ月から1年に手術が必要です．いくつか方法があり施設により異なりますが，後内側腱解離術（アキレス腱や靭帯の延長）や距骨下全周解離術（踵骨や踵骨の上にある距骨などの分離・矯正）を実施して数ヶ月のギプス固定を行い，その後，上記と同様の装具による矯正を行います．

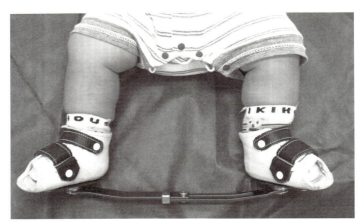

図2　デニスブラウン装具
（神奈川県立こども医療センター整形外科より提供）

3．内反足の麻酔の特性

　新生児期のアキレス健切離は全身麻酔のみで行います．乳児以降の手術は，全身麻酔導入後に仙骨麻酔か腰部での硬膜外麻酔併用（ただし足先は効果不十分な場合があり）か，最近では超音波下での膝部位での坐骨神経・大腿神経ブロックが用いられます．術後はひざ上から足先までのギプス固定となります．

4．内反足の手術室看護

1）目　的
　　（1）患児や家族が嫌な思いをせず，今後の治療に安心して臨める環境を提供します．
　　（2）円滑な麻酔導入を実現します．
　　（3）手術体位に伴う皮膚や神経の障害を防ぎます．

（4）手術侵襲による身体的ストレスを最小限にするよう努めます．
（5）円滑に手術室を退室できるように努めます．
（6）病棟に帰室した後も合併症が生じないように配慮します．

2）手　段

（1）術前訪問を実施してカルテと問診から情報収集を行います．
（2）手術室内での流れを十分に説明し，必要なら事前に手術室見学を行います．
（3）家族同伴入室の適否について主治医，麻酔科医と検討します（同伴が望ましくない場合もあります）．
（4）神経障害や皮膚障害が生じないように適宜除圧マットなどを使用します．手術が腹臥位で行われる際は眼球の圧迫を回避します．
（5）無理のない肢位で体位がとれるように留意します．
（6）出血量，尿量を適宜報告します．
（7）室温の調節や温風加温装置の使用により低体温を回避します．
（8）ギプスが皮膚障害の原因にならないか確認します．

3）評　価

（1）手術終了後に皮膚障害や神経障害の有無を確認します．
（2）血圧，脈拍，呼吸数，SpO_2，体温を確認します．
（3）出血量，尿量，輸液量を確認します．
（4）興奮，シバリング，嘔気嘔吐，創部痛の有無を確認します．
（5）術後訪問を実施して状態を把握します．

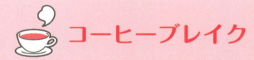
コーヒーブレイク

　内反足は出生後長い治療経過が必要な疾患です．介護者は自宅での処置が必要であり，また成長発達（歩行）により容体も変化し，手術が必要な場合もあります．しかし日常生活に必要な程度の歩行は可能になることが多いので，あきらめず対応していくことへの援助も必要と思います．

5. 症例提示

術前看護

　出生時に診断がつき，介護者は家庭でも処置が必要なうえに治らないため手術を選択となるため精神的な配慮が必要な場合もあります．乳児から幼児早期には介護者からの分離不安の配慮も必要です．術後のケアも事前に説明しておいたほうが良いと思います．

術中看護

　麻酔導入には年齢に応じた対応が必要です．乳児から幼児早期には，入室時のストレスを軽減する目的で，前投薬や母児入室の麻酔導入などの配慮が重要になります．また術前訪問により患児（と母親）と仲良くしておくことも重要です．

　後内側腱解離術や距骨下全周解離術は長時間の手術です．また，施設によっては腹臥位のため，圧迫をさけ神経障害を避けなくてはいけません．また自然肢位が個々で違うため，注意が必要です．矯正後はキルシュナーワイヤーを挿入して各足根骨を固定しギプス固定とします（図3）．

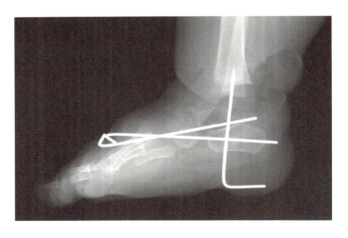

図3　矯正手術後に足根骨のキルシュナー固定をX線写真で確認後ギプス固定をする
（神奈川県立こども医療センター整形外科より提供）

術後看護

　術前に術後の様子を説明しておく必要があります．また，術後のリハビリテーションやマッサージなど，患児に頑張ってもらうことも多いので，その説明も必要です．

Question

以下の記述の中で，正しいものはどれか．〈＊解答は巻末〉

Q1． 先天性内反足の手術後は，両下腿をギプス固定するため，シャワー浴は禁止する．

Q2． 先天性内反足の手術後は，ギプスの部分を高くする．

Q3． 先天性内反足の手術後は，足のゆびを動かさない．

Q4． 先天性内反足の手術後は，ギプスを外すまでベッド上で過ごす．

 コーヒーブレイク

　私事で恐縮だが，15年前の夏，4歳になったばかりの愚息が内反足の手術を受けた．全面的に信頼していたため特別な不安はなく，手術当日の朝も普段通りに接するつもりで妻と病院に向かったのだが，到着するとすでに前投薬が効いていて息子はゴキゲン状態．妻を見て「お母さんやー」と大喜びで迎えてくれた．そして定刻に「いってきまーす」と笑いながら手術室へ入って行ったのである．子供を不安にさせないためには親が平常心でいることが大切なのは言うまでもないことだが，それ以上に整形外科と麻酔科の先生方や看護師の皆さんが素晴らしい対応をして下さっていることが伝わってきて感謝の念に堪えなかった．スタッフの皆様，ありがとうございました．

（蛭川 有香子，村上 剛，広木 公一）

6章

側弯症

1. 側弯症の総論・概要

　脊柱側弯症は背骨が曲がる病気で，特発性側弯症（原因不明のもの，最多），先天性，症候性（Marfan症候群や神経線維腫症などに伴うもの），麻痺性（脳性麻痺や筋ジストロフィー，二分脊椎などに伴うもの）などに分類されます．胸椎側弯が進行すると肺活量減少や背部痛・腰痛を生じて日常生活に支障をきたします．弯曲の程度が軽く（Cobb角25〜40°程度），骨成熟前であれば装具治療を開始します．

　弯曲が高度（Cobb角45°以上）であれば，手術（インプラントと骨移植による脊椎固定）を考慮します．骨成長の終了を待って手術しますが，10歳未満でCobb角が60°以上に達する若年進行例は，脊椎を固定せず成長と共に伸長可能なインプラントを用いる手術を早めに行います（Growing Rod法）．Growing Rod法は定期的（半年毎など）に延長手術を行い，骨成熟と成長停止を待って最終的な脊椎固定を実施します．

2. 側弯症の手術の特性

　椎体の前方部分（椎体や椎間板）を扱う前方法と，後方部分（棘突起，椎弓，横突起など）を扱う後方法，前方法と後方法を同時に行う方法があります．前方法は側臥位，後方法は腹臥位で手術します．インプラントの改良により最近は後方法を採用する症例が増えています．広範囲に筋肉を剥離して骨を削るため，術中から術後にかけて出血量が多く，特に半椎切除やdecortication（海綿骨を露出させて骨移植の母床を作る操作）を要する場合に出血量が増えます．

　術中・術後の自己血回収の良い適応となるほか，体重が概ね20kg以上あって協力が得られる患者では，術前外来で数回に分けて自己血貯血を行い，補液に加えてエリスロポエチン製剤と鉄剤を投与します．矯正時に脊髄や神経が過度に伸展して神経障害を引き起こす可能性があるため，脊髄運動誘発電位，体性感覚誘発電位をモニターし，異常が認められた場合は矯正を緩めるなどで対応します．

3．側弯症の麻酔の特性

　可能であれば静脈麻酔薬で麻酔を導入します．幼小児は吸入麻酔薬で導入しますが，脊髄モニタリングに影響を与える吸入麻酔薬の使用は麻酔導入に限定し，麻酔維持はプロポフォールとオピオイド（レミフェンタニル，フェンタニルなど）による全静脈麻酔に移行します．出血量を減らす目的で低血圧麻酔を行う施設もあります．体位変換があるため，気管チューブや静脈ライン，動脈ライン，胃管，膀胱留置カテーテルなどの固定を確実に行います．

　腹臥位で顔面（特に眼球）や陰部（男性）の圧迫がないことを確認するほか，術野の静脈圧を上昇させて出血量が増えないように腹部圧迫を避けることも大切です．矯正時に心臓・大血管の圧迫や位置関係の変化によって血行動態が不安定になるほか，換気に影響が及ぶこともあり，呼吸と循環の管理に留意します．術後鎮痛はアセトアミノフェン投与とオピオイドによるIV-PCAを組み合わせることが一般的です．

4．側弯症の手術室看護

1）目　的
　（1）患児の不安や恐怖の軽減を図ります．
　（2）麻酔，手術のスムーズな進行を図ります．
　（3）創感染，手術部位感染を予防します．
　（4）褥瘡防止（前額，頬，顎，胸，肘，腸骨，膝，足先）に努めます．
　（5）ラテックスへの感作を予防します．
　（6）体温管理に努めます．

2）手　段
　（1）術前訪問により，情報収集（バイタルサイン・検査データ・アレルギーの有無・手術回
　　　　数・側弯の程度・体幹の長さ，幅・関節可動域・コミュニケーションの程度）を行います．
　（2）患者・家族に対して手術室オリエンテーションを行います．
　（3）胸郭，腹部の圧迫や出血などによるバイタルサインの変動に留意します．
　（4）出血量が多い時はこまめに麻酔科医に報告します．
　（5）インプラント，手術器械などの滅菌物の取り扱いに留意します．
　（6）患者の体格（体幹の長さや幅）に合わせた腹臥位用の支点を選択します．

（7）マットや枕などで褥瘡好発部位の除圧を図ります．

3）評　価

（1）患児がマスクを嫌がらずに顔にあてることができるかを確認します．

（2）体位変換時や麻酔終了時のバイタルサインの変化を観察します．

（3）術中に抗生物質が適切なタイミングで投与されたかを確認します．

（4）褥瘡の有無を確認します．

（5）手術終了後，両下肢の動きを確認して麻痺がないかを確認します．

5．症例提示

　症例は9歳の女児で，脊椎インプラントの入れ換え手術が予定されました．在胎32週，1,717g で出生．先天性側弯症，左手合指症，右短肢症，左下腿絞扼輪の診断で，5歳時に肋骨癒合を 伴う側弯症と胸郭形成不全症候群のためにGrowing Rod法による初回の側弯症手術を受けま した．以後半年ごとにインプラント延長手術を合計7回受けていて，今回は8回目の延長手術 になります．今回の手術後も，半年毎の延長手術が計画されています．

　精神運動発達は正常で，胸郭，脊柱，四肢の異常以外に特記事項は認めません．年齢相当の 理解力があり，小学校の普通学級に通学中です．日常生活で介助の必要性はありません．現在 服用中の薬剤はなく，アレルギーを指摘されたこともありません．1歳時に指間形成手術，2 歳時に左下腿絞扼輪形成手術の既往があります．

術前看護

　病気の内容を理解できる年齢であれば，本人とコミュニケーションを取り，理解度にあわせ た説明とオリエンテーションを行います．術前訪問で顔なじみになることで未知の要素を1つ でも減らし，できるだけリラックスして手術室に入室できるよう援助します．常に持っている ことで安心する玩具や物品などがあれば，持ち込みの可否について麻酔科医に確認します．脊 柱変形が強い場合は，本人が無理なく取れる体位や頸部・四肢の可動域を確認し，仰臥位を保 持するために枕が必要であれば，事前に準備してフィッティングを確認しておきます．

術中看護

　疾病の理解度や手術の受け入れなど，年齢や発達状況に応じて麻酔前投薬が必要な場合と不

要な場合があります．患者の状態に応じた精神的，身体的援助をします．特に若年進行型の側弯症に対してGrowing Rod法が行われる場合は，成長に伴って延長手術を何度も行います．頻回手術はラテックスアレルギーを起こすリスクが高くなるため，ラテックス製品の使用を避けます．腹臥位や側臥位の手術では，限られた面積の支点で体重を支える必要があります．体重がかかる部位にマットや枕を用いて除圧をはかり，褥瘡予防に特に注意を払います．出血が多い場合は出血量の把握に努め，こまめに麻酔科医に報告します．必要に応じて自己血や同種血輸血の準備をします．

　手術室の環境・手術・麻酔など多くの因子は患児の体温を低下させるため，体温管理を行います．脊椎手術は，術後に神経麻痺がないことを確認するまでは再手術の可能性が残ります．下肢の動きなどで麻痺がないことが確認できるまで，手術器械を清潔に保ちます．

術後看護

　腹臥位から仰臥位に体位変換する際は，バイタルサインを観察するとともに，誤ってルート類を引っ張って事故抜去とならないように，取り回しに気を配ります．術直後は褥瘡の有無を観察し，褥瘡を認めた場合は写真に撮って経過が追えるように記録に残します．後日実施する術後訪問では術直後の観察記録と比較します．褥瘡の状態に変化があれば，その状態を記録して病棟看護師と共有します．

　手術の前後で手足の痛み，しびれなどが出ていないか確認し，問題があれば主治医，麻酔科医に報告するとともに，術中の体位や除圧などに問題がなかったか確認して今後の手術室看護につなげていきます．術後に行う鎮静・鎮痛法を麻酔科医に確認し，術後の観察・投薬指示と合わせて病棟看護師に申し送ります．

Question

以下の記述の中で，正しいものはどれか．〈＊解答は巻末〉

Q1．腹臥位で褥瘡発生が多い部位は後頭部である．

Q2．バナナやキウイのアレルギーがある場合はラテックス製品の使用を避ける．

Q3．腹臥位は上肢の神経麻痺のリスクが少ない．

Q4．腹臥位では胸郭と腹部の圧迫に注意する．

Q5．脊柱側弯症の原因は先天性が最も多い．

コーヒーブレイク

　側弯症手術は何度も手術に来る患児が多く，年齢・成長に合わせて術前の説明や関わり方を変えていく必要があります．側弯のレベルや体幹の長さなどに合わせて腹臥位を取らなくてはなりません．体格にあう既製品の枕がない場合は，枕を丸めて手作りで腹臥位用の支点を作成することもあるなど，一人一人の患者に合わせた看護・援助が大切です．

（水野 圭一郎，出嶋 愛，吉岡 良恵）

7章

副耳，耳瘻孔

1. 副耳，耳瘻孔の総論・概要

　副耳は出生時より認められ，出生1,000人に15人と言われています．比較的頻度の高い疾患です[1]．多くは1歳を過ぎたころ，日帰りで手術が行われます．他の耳介の奇形や先天性疾患に伴う場合には，入院して手術を行います．

　耳瘻孔（じろうこう）も出生時より認められる疾患です．瘻孔から分泌物の排出や，感染を繰り返すと手術になります[1]．比較的頻度の高い疾患です[1]．年齢は乳児から成人までですが，小児患者の場合は全身麻酔で手術を行います．

　手術の約1週間前に麻酔科外来を受診し，問診と診察，血液検査，胸部X線写真撮影，心電図検査を受けます．日帰り手術の場合も同様です．全身麻酔の説明，看護師による説明，特に日帰り手術の場合は手術当日朝の禁飲食の説明が非常に大切です．手術当日は担当麻酔科医が診察を行い，体調が十分であることを確認します．

　患児の苦痛を与えない麻酔導入と術後鎮痛に配慮して，安全な周術期管理を行います．

2. 副耳・耳瘻孔の手術の特性

　副耳・耳瘻孔の手術は一見単純な皮膚組織の操作に見えますが，その成因は複雑な外耳の発生過程と密接に関連しているため，皮膚のみならず皮下組織の形態は多種多様で，時に繊細さを要する手術です．

　副耳は多くが余剰な軟骨成分を含み，これを余剰皮膚と同時に切除しないと，術後に皮下のしこりが残存します．副耳軟骨は正常軟骨と広範囲で連続し切除境界が不明瞭となることもあり，そのような場合には術後の形態を整えるために慎重な操作が必要です．

　耳瘻孔（先天性耳瘻管）の多くの症例では瘻管（ろうかん）は耳介軟骨に接して盲端となりますが，外耳道に達する長い瘻管を有する症例や，感染例における本来の開口部以外の二次性瘻孔や複雑な分岐を有する症例もあります．手術では，瘻管の残存は術後再発の原因となるため，確実な全摘出が求められます．

3．副耳，耳瘻孔の麻酔の特性

　手術当日の診察では，上気道感染の症状の有無，禁飲食が守られているかどうかの確認が大切です．乳幼児が多いため，手術延期も稀ではありません．

　麻酔導入はセボフルランの吸入で行い，入眠後に静脈路を確保します．声門上器具を挿入し，セボフルランで麻酔を維持します．手術に時間がかかる場合や，頭を左右に大きく回旋する場合は気管挿管を行います．他の先天性疾患を合併している場合には，挿管困難の可能性を考えた準備を行います．また，手術中は頭部全体を手術用ドレープが覆ってしまうため，特に乳幼児では声門上器具や気管チューブの状態に注意が必要です[2]．胸部片耳聴診器による呼吸音聴取と呼気二酸化炭素濃度波形観察を持続的に行います．

　術後鎮痛は，副耳では切開前の局所麻酔のみで他に鎮痛薬を必要としません．耳瘻孔ではアセトアミノフェンを術前に経直腸投与します．年長児には手術終了時に静注します．術後に鎮痛薬の追加投与が必要なことは極めて稀です．

4．副耳・耳瘻孔の手術室看護

1）目　的
（1）手術前に十分な情報収集とアセスメントを行い安全な手術看護を提供します．
（2）手術によるストレスや身体的侵襲が最小限になるよう努めます．
（3）手術中の全身状態を観察し，異常の早期発見と迅速な対応に努めます．
（4）発達障害などによる転倒・転落や拘縮による骨折などに十分に配慮します．
（5）麻酔導入・覚醒でのトラブルに迅速に対応します．
（6）手術を受ける患児・家族への心理的支援を行います．

2）手　段
（1）術前訪問ができない場合は，術前カルテから情報収集し看護計画を立案します．
（2）手術当日，日帰り待合室で保護者から十分な情報収集（患児の活気，風邪症状の有無，最終飲食時間など）を行います．
（3）低年齢での手術が多いため，移動時や手術台からの転落防止には細心の注意が必要です．発達障害や多動などがある場合は，必ず子どもの身体に手を添えるなど，予期せぬ子どもの行動に対応できるようにします．

（４）音楽や玩具などで気を紛らわせるような遊び（ディストラクション：注意転換法）を行い，年齢・発達段階に応じた声かけを行います．

（５）吸入麻酔時はマスクに好みの香りをつけ，抵抗感を軽減します．

（６）膝下や踵など必要な箇所に体圧分散用具を使用し，身体損傷を予防します．

（７）小児における気道確保は成人に比べ難しいことが多く，障害のある場合はより気道評価が重要になります．麻酔導入・覚醒時の呼吸状態を観察し，気道状態に注意します．

（８）手術を終えた患児・家族に，自己効力感につながるような心理的支援・関わりを行います．

3）評　価

（１）手術看護計画が実施され，手術が安全に終了したことを確認します．

（２）麻酔後の呼吸状態（上気道閉塞や喉頭痙攣など）を確認します．

（３）手術部位以外の身体損傷の有無を確認します．

（４）術後の子どもの状態や家族の反応を確認します．

5. 症例提示

1）両側先天性耳瘻孔

　学童期男児．先天的に両側の耳瘻孔が見られ，しばしば右側の感染を来していました．耳瘻孔感染時には腫脹と瘻孔からの膿流出があり，抗生剤を内服し経過観察していました．

　既往歴に慢性鼻炎があるほかは喘息，痙攣などはなく，発達に問題はありません．術前の血液検査データ，胸部Ｘ線写真，心電図，開口障害，頸部運動制限，動揺歯，家族歴も問題なく，アメリカ麻酔学会術前状態分類（ASA-PS）は１でした．

　手術前日入院のため術前訪問でのプレパレーションを実施することができました．

2）右副耳

　乳児期女児．副耳切除術を日帰り手術にて予定され，外来でのプレパレーションを実施し，マスクの香りと音楽の希望を確認しました．

　喘息，アレルギー，痙攣，てんかんの既往はなく，睡眠時無呼吸症候群や手術近日のワクチン接種もありませんでした．検査所見も家族歴も問題なく，ASA-PS 2（乳児）のスコアにて全身麻酔下の日帰り手術が施行されました．

術前看護

　副耳や耳瘻孔は症状がなければ美容的な理由での治療となることが多い手術です．耳瘻孔は感染を繰り返す場合があり，炎症が収まった後に手術となります[3]．手術は全身麻酔がより安全に行える年齢（概ね1歳以上）になってから行われます．

　耳瘻孔の多くは耳前瘻孔であり，外耳孔前方に小孔として見られます[3]．片側性の場合も両側性の場合もありますので，手術時には手術部位の確認が必要になります．耳瘻孔全摘出術となる場合，瘻孔の拡大や枝分かれしていることが多く，摘出にあたっては瘻孔の取り残しがないように色素で瘻孔の染色を行う場合があります[3]．手術が円滑に行えるよう，必要物品や薬品などの事前準備を整えておく必要があります．

　手術前には十分な患者情報の収集が必要です．既往歴や検査データはもちろん，発達の状態や運動機能などの情報も必要です．日帰り手術では術前訪問をすることはできないため，外来と連携して患者の情報を共有することが必要です．入院手術の場合，術前訪問で年齢・発達に応じたプレパレーションを実施・アセスメントし，看護計画を立案します．

術中看護

　低年齢で母児分離不安が強い場合，泣いて暴れてしまう場合があります．患児の転倒・転落予防には十分な配慮と安全確保のための人員配置が必要です．年齢に応じて音楽や玩具によるディストラクションを行い，褒めてあげるなどの受容的声かけが必要となります．

　麻酔の導入に際し抵抗が強い場合は，安全を確保し円滑・迅速に導入することが必要な場合もあります．呼吸状態を観察し，啼泣による分泌物の有無を確認します．必要時分泌物の誤嚥を防ぐために口腔・気管吸引を行います．気道確保後も呼吸状態の変化を観察します．

　手術室入室から退室まで，立案した看護計画に沿って実践するとともに常に患者の状態を観察し不測の事態に備えます．また，手術が円滑に実施されるために，必要な物品・薬品等はあらかじめ準備をしておきます．検体処理方法も事前に確認しておき，検体が摘出された後の管理を行います．

術後看護

　日帰り手術の場合，術後は日帰りリカバリー室で帰宅可能な状態になるまで家族と過ごします[4]．日帰りリカバリー室では呼吸状態の観察・評価のため経皮的酸素飽和濃度をモニタリングします．その他全身状態および手術後の痛みの状態，麻酔の影響による嘔気嘔吐の有無などを観察します[4]．

帰宅に際しては，帰宅後の注意点や食事などの日常生活指導，手術創の観察・処置方法，緊急時の対応などについて保護者に十分な説明を行い，疑問点や不安を取り除いておくことが大切です[4]．

　患児・家族にとって手術は大きな出来事です．手術室で子どもがどんなに頑張ったかを家族に伝えることは保護者の安心感に繋がります．また家族がその頑張りを褒めることで子どもの自己効力感は高まります．親子で手術を乗り越えた，と感じられるような関わりが求められます．

引用文献

1．Joseph Haddad Jr: Pinna Malformations; Kliegman RM, Jenson HB, Behrman RE, Stanton BF (ed)：Nelson Textbook of Pediatrics. 18th ed. Saunders, Philadelphia, pp.2628-2629, 2007.
2．香川哲郎，他：頚部の先天性嚢胞・瘻孔．前川信博　監修：臨床小児麻酔ハンドブック　改訂第3版　診断と治療社　東京　pp213-214, 2013.
3．伊藤泰雄監修，高松秀夫，福沢正洋，上野滋（編集）：標準小児外科学，第7章　顔面・頚部　医学書院，東京，pp85-86, 2012.
4．古賀里惠：日帰り手術の子どもの術後ケア，小児看護Vol.36，pp1490-1496, 2013.

Question

以下の記述の中で，正しいものはどれか．〈＊解答は巻末〉

Q1. 副耳・耳瘻孔の手術は体表の小手術であるので，術前の診察や説明，看護師によるオリエンテーションは省略できる．

Q2. 副耳・耳瘻孔の手術は体表の小手術であるので，全身麻酔の前の禁飲食は不要である．

Q3. 副耳・耳瘻孔の手術は体表の小手術であるが，術前の説明は十分に行い，両親の不安を軽減しておくことは，患児にも良い影響を与える．

Q4. 副耳・耳瘻孔の手術は頭頚部の手術であるため，気管チューブや声門上器具のトラブルがないか注意する必要がある．

Q5. 副耳・耳瘻孔は外耳の発生と深く関連した先天性疾患である．手術は皮膚だけでなく，皮下に多種多様の病態を示し，複雑で繊細な手技を必要とすることがある．

☕ コーヒーブレイク

　副耳の手術は美容的な目的が多く，生命の予後や生体の機能を改善するものではありませんが，本人と家族の日常生活の質に大きく影響します．手術をする時期や麻酔について家族は不安や戸惑いを覚えます．手術を受けるべきか否か，全身麻酔を受けるべきか局所麻酔で対応できる年齢まで待つべきか，外見上の理由で「いじめ」にあったりしないか，など不安は尽きません．そんな状態の家族には，副耳の手術適応や術後の創の状態，全身麻酔についての正しい情報を提供することと，不安について理解し受容することが大切です．

　手術を受ける場合，家族に十分な説明がなされ，納得していることが重要です．子どもは親の不安を敏感に感じ取ります．家族の不安を軽減することが子どもの不安軽減につながります．

（宮澤 典子，繼 渉，玉田 一敬，米谷 恭子）

8 章

斜視

1. 斜視の総論，概要

　斜視は，両眼の視線が対象物に向かわず，目が内，外，上，下にずれてしまう病気です．ずれる位置により，内斜視，外斜視，上斜視，下斜視と分類します．また，常にずれているものを常性斜視，時々ずれるものを間欠性斜視という分類方法もあります．原因としては，眼筋の異常，眼筋の支配神経の異常，眼筋の付着部の異常，遠視，近視で両目の視力のバランスが悪い場合にも起きます．過去の研究からは，障がい児（脳性麻痺などの疾患）に眼異常が多いと言われています．障がい児全体を対象にした調査では，眼異常は12％弱にあると言われ，そのうち5％は斜視で最も多いと言われています[1]．その中で，脳性麻痺児の斜視の合併率を調べると約30％で，一般の斜視の頻度が2.3％とすると有意に高いことがわかります[2]．

2. 斜視の手術の特性

　斜視の手術は，大まかに言うと眼位を調整するために眼筋を短縮するか，または付着部位を変更する手術です．例えば，外斜視の手術では，「外直筋を弱める」か「内直筋を強める」術式です．「外直筋を弱める」ためには，外直筋の付着部をはずして，より後方に付け直します．また，「内直筋を強める」ためには，内直筋を短縮して元の位置に付け直します．「強める」「弱める」のどちらか一方，あるいは両方を行うことで斜視の改善を期待します．

3. 斜視の麻酔の特性

　小児の斜視手術は，通常，全身麻酔で行います．麻酔中にしばしば起きるのは，「眼球心臓反射」による徐脈です．これは外眼筋が牽引されることを契機に三叉神経を介して迷走神経が刺激されることによって起こります．稀に心停止になることもあります．この反射が起きた際は，速やかに術野の眼筋の牽引を止めてもらう必要があります．また，麻酔科側からは硫酸アトロピンを静注します．導入時に硫酸アトロピン（7〜20μg/kg）を投与しておくと眼球心臓反射が起きにくくなり，

もし起こったとしても程度は軽いと言われています．

　また，術後の嘔気・嘔吐（PONV）も問題になります．斜視のPONVの発生は高く45〜85％に発生すると言われています．発生を予防するために，「プロポフォールで麻酔管理する」，「笑気を使用しない」，「麻薬の使用量を控える」，「デキサメサゾンを投与する」などの予防法があります．最後に，創部ドレッシングによる「見えない恐怖」によって起こる術後の不穏状態を抑制する必要があります．恐怖から逃れるためにドレッシングを取ろうとするので，十分に説得して納得してもらうか，それでもダメな場合は肘関節の抑制などが必要になることがあります．

4．斜視の麻酔の手術室看護

1）目　的

（1）円滑な手術室入室を目指します．

（2）手術中の徐脈などの血行動態の変化に対処できるように準備します．

（3）ドレッシングにより術後の眼が見えない不安をできるだけ少なくするように留意します．

（4）ドレッシングや静脈路を抜去されないような予防をします．

2）手　段

（1）術前訪問時に患者あるいは家族から，入室に関して家族同伴が良いのか，あるいは独りのほうが良いのか，好きな玩具などがあるかどうかについて情報を得ることは大変重要です．本人に対しては，時間をかけてイラストなども使用して説明し，できるだけ手術室に対する恐怖を軽減させるようにすることも重要です．

（2）反射で徐脈になった時はまず麻酔科医が対処しますが，硫酸アトロピンなどの準備を依頼されることがあるので，すぐに準備できるようにしておくことが大切です．

（3）術後は眼のドレッシングのために視界が妨げられ，患者は強く不快感をあらわにします．特に両眼手術の際には著明です．その際には「ドレッシングが必要であること」を繰り返し説明して納得してもらうように努めます．

（4）もし，それでも不穏状態が持続するようであれば，両肘関節の抑制筒を装着して創部や静脈路に手が届かないようにする必要があります．

3）評　価

（1）入室，麻酔導入が円滑に行えたかについて評価します．その際の様子によって術後の不穏

状態が予想することができます.

（２）創部の安静が確実に保たれているか確認します.

5. 症例提示

症例は，6歳，男児.　3歳から斜視を指摘され，今回，左外斜視のため手術となった.

・既往歴：知的障害.　脳室拡大.

・現　症：自力歩行は，装具装着下で3mは可能.　通常はバギー使用.　リハビリセンターに通院加療中.　視線は合うが会話は成立しない.

術前看護

　術前訪問時に，患者の状態，特に母子分離が上手にできるかどうかを観察します.　この患者は特定のキャラクターの玩具が大好きだということを母親からの情報で得ることができました.　また，胸部レントゲン写真撮影は母親が同伴しなくても撮影可能であったとの情報も得られました.　入室時の親に対するバイバイやハイタッチなどの動作はかえって離れづらくなり，患者は特定の玩具があれば母子分離できる可能性が高いことがわかりました.　また，患者本人に対して，不安を取り除くために手術室に入ってからの流れについてイラストなどを使って丁寧に説明しました.　マスクを顔に当てて緩徐導入のシミュレーションも行いました.

術中看護

　入室は患者の様子をよく観察しながら各患者に応じた対応を行います.　特に，強い抵抗を示す時は，母子同伴がいいか，あるいは分離しても大丈夫かを術前訪問の様子から判断して対応する必要があります.　我々の施設ではほとんどの症例で前投薬を使用しませんが，この症例でも，前投薬なしで，お気に入りのいつもの玩具で遊びながら円滑に入室できました.　導入時には，手術台に寝ることを嫌がる患者も多いので，その時は座位のままモニターを装着し，マスクを当てて緩徐導入を行うと円滑にできます.　それでも，暴れてしまって手術台から落下する危険がある場合は,　抑制しながら緩徐導入することもあります.

　手術開始後は，眼球心臓反射による徐脈に留意しておきます.　この症例では，導入時に硫酸アトロピンを静注していたので大きな変化はありませんでした.　この手術は短時間で終了するので，しっかりした褥瘡対策などは必ずしも必要ではありません.　しかし，側弯のある患者などでは，安楽物品を使用しながら手術可能な体位をとることが必要です.

術後看護

抜管後の眼のドレッシングにより視界が確保されないために，しばしば患者は不穏になります．特に両眼の手術では顕著にあらわれます．幼児期後期では，覚醒するとドレッシングの必要性を繰り返し説明することで納得してくれる場合もありますが，幼児期前期，あるいは他人とのコミュニケーションが取りにくいような患者ではドレッシングや静脈路を外そうと大騒ぎすることもしばしばあります．このような場合には，肘関節の抑制帯（筒）を装着して，創部に手が届かないようにします．

また，術前から不穏状態になることが予測された症例では，呼吸循環動態が安定していれば，完全覚醒させずに両親のところに帰室させることも考慮します．この症例では，片側の眼の手術であること，覚醒した時に母親がそばにいられるようなタイミングで未覚醒のまま帰室させたため，創部や静脈路の安静は保たれました．

引用文献

1．小沢博子，他：心身障害児にみられた眼科的異常について，眼科臨床医報 75（10），p1679-1682，1981．
2．丸尾敏夫，他：脳性麻痺児の眼障害に関する研究，第1報脳性麻痺児の眼障害の種類と頻度—心身障害児のリハビリテーションにおける眼科学的問題点（その4）．日眼会誌75（臨増）：885-891，1971．

Question

以下の記述の中で，正しいものはどれか．〈＊解答は巻末〉

Q1. 斜視の患者では手術中に頻脈になることがある．

Q2. 脳性麻痺児の斜視合併率は低い．

Q3. 斜視の手術後は痛みが強い．

Q4. 斜視の術後は吐きやすい．

コーヒーブレイク

　障がい者の麻酔は患者の状態，背景がそれぞれ異なるために，個々の患者に対応したいわゆる「オーダーメイドの管理」を行わざるをえません．よい管理をするためには，術前に患者の情報できるだけ得ておくこと，また，医療者が患者本人や家族とのコミュニケーションを十分にとることが重要だと考えます．しかし，患者への思いばかりに重点をおくと，本来の目的である「手術を成功させて治す」という点がおろそかになることがあります．患者への思いと周術期の安全管理のバランスを常に念頭に置いて向き合う必要があります．

（原 真理子）

9章

口唇口蓋裂

1. 口唇口蓋裂の総論・概要

　人間の顔は，発生段階で顔面両側の隆起が延び，癒合することによって完成していきます．口唇口蓋裂はその途中の過程で生じる癒合不全です．裂け目がどの部分にあるかによって唇裂，顎裂，口蓋裂，それぞれが合併した唇顎裂，唇顎口蓋裂などに分類されます．

　先天異常の中で最も発生頻度が高い外表異常の1つで，日本での発生頻度は約500〜600人に1人と言われています（白人では約1,000人に1人）．単独で発生する場合もありますが，他の疾患や，奇形に合併していることもあります．哺乳，摂食，発音発語などの障害を伴い，歯科矯正が必要になることもあります．そのため，長期にわたり各段階でのチーム医療が必要となってきます．

2. 口唇口蓋裂の手術の特性

　口唇口蓋裂の程度や，合併する疾患によって幼少期より複数回の手術が行われます．各部分に対して手術が行われます．低月齢のうちに術前顎矯正を行ってから手術をすることもあります．先に口唇裂の手術を行うことが多く，その後に口蓋裂，顎裂の手術が行われます．

　顎裂に対しては，就学前後の時期に腸骨を採取し，顎裂部に移植する腸骨移植が行われます．また，鼻咽腔閉鎖不全を伴い，発音の障害を伴う際には咽頭弁の手術が行われます．それぞれの成長，発達を考慮しながら，手術内容や手術時期が決定されていきます．

3. 口唇口蓋裂の麻酔の特性

　術前の評価を行う際に，口唇口蓋裂単独であるのか，その他の症候群に合併しているのかを確認します．合併する疾患によって心血管系の奇形や，気道奇形を伴うこともあります．気管チューブはRAEチューブ® を使用し，下顎正中固定とします．頭懸垂位をとることでチューブの位置が変わる場合や，開口器によってチューブが屈曲，閉塞する場合があります．

　手術中もチューブトラブルにより換気量などが変化することがあるため，注意します．抜管前に

口腔内に垂れ込みがないかを観察します．また，術者により口腔内パッキングガーゼが挿入されている場合，確実に抜去されているかどうか確認します．口蓋裂手術は術後に呼吸パターンの変化により，呼吸困難となる場合があり，注意深い観察が必要です．施設によりICU管理となるところもあります．

4. 口唇口蓋裂の手術室看護

1）目　的

（1）乳幼児の特性を理解し看護を行います．

（2）口腔内手術のため特に呼吸状態に注意します．

（3）乳幼児のため母子分離不安や家族の不安をできるだけ軽減します．

（4）手術体位や手術操作による皮膚障害が最小限になるよう努めます．

2）手　段

（1）術前は，上気道感染症状や手術部位となる破裂部に異常がないか観察します．さらに，家族の心理状況を把握し不安の軽減に努めます．

（2）移送は安全に行い，転倒・転落に注意します．

（3）挿管困難（喉頭展開困難）を予測し，挿管器具（ビデオ硬性挿管用喉頭鏡など）や補助用具（円座やタオルなど）の準備と介助を行います．

（4）頭台と肩枕を使用して手術体位を確保します．同一体位による皮膚障害の予防のため，体圧分散寝具を使用します．

（5）患者の頭側で手術を行うため，コード類などに注意しベッド台の位置を整えます．

（6）手術操作による気管チューブの圧迫や抜去に整えます．

（7）口腔内プレートなどを使用した場合は，記録に残し病棟看護師へ申し送ります．

（8）術後は，口腔内に垂れ込んだ血液や分泌物が貯留していないか観察をします．

（9）創部の安静を図るため，適切な抑制を行います．

3）評　価

（1）口腔内の血液や分泌物貯留による呼吸状態への影響がないか観察を行います．

（2）手術終了後は，特に頭台や開口器による皮膚障害の観察を行います．

5. 症例提示

1）斜顔裂

　症例は，40週6日，体重3,074gで出生し，羊膜索シークエンス（口唇口蓋裂，顔面裂，髄膜脳瘤，癒合指・指形成不全，内反足）があり，生後1日目にNICUへ搬送入院となりました．形成外科他にて多期的に数回手術を行いました．以下に列挙します．

- ・生後9日目：二分頭蓋（髄膜瘤）修復術（脳外科）
- ・2ヶ月：口唇鼻形成術，兎眼手術，上眼瞼腫瘍切除術（形成外科）
- ・6ヶ月：口蓋形成術（形成外科）
- ・1歳11ヶ月：口蓋瘻孔閉鎖術，左外眥形成，変形外鼻手術（形成外科）
- ・2歳6ヶ月：口蓋瘻孔閉鎖術，口唇鼻形成術（形成外科）
- ・3歳2ヶ月：合指症手術，植皮術（整形外科）
- ・3歳10ヶ月：指間形成術，皮膚形成術（整形外科）
- ・4歳2ヶ月：左下眼瞼コロボーマ皮弁形成術（形成外科），合指症手術，植皮術（整形外科）

　今後，形成外科は顎裂骨移植術を予定しています．整容希望が出た場合は，追加手術も検討します．整形外科は，成長に伴う治療を行います．

術前看護

　口腔から鼻腔にかけての手術となり，上気道感染症状がないか観察します．中耳炎になりやすいため耳鼻科を受診します．齲歯や歯肉炎の予防として口腔，鼻腔を清潔にします．哺乳改善に有効な哺乳床（NAM）を装着している場合は，テープによる発赤やかぶれの有無を観察します．

　乳幼児期の母子分離不安から，学童になると手術の嫌な思いやボディイメージの変化，手術に対する恐怖などへ不安は変化します．術前訪問では，不安が軽減できるよう，発達年齢に応じたプレパレーションツールを用いて手術の説明をします．マスクにつける香りや入室時に聞く音楽を患者自身で選択し，自ら納得し前向きに手術に臨めるように支援します．

術中看護

　吸入麻酔時には，年齢に応じて深呼吸ができるよう看護師も一緒に「スーハー」などと声をかけるようにします．マスクには，選んだ香りをつけます．

　挿管困難（喉頭展開困難）を予測し，挿管器具や補助用具を準備し介助します．体温，呼吸，

循環管理を行います．乳幼児の生理的特徴により体温が変動しやすいため，体温を経時的に測定し，患者加温装置などを使用し適切な体温管理に努めます．

　口腔や鼻腔，眼の周囲の手術となり，顔面全体を消毒します．眼の周囲の消毒は必要時，洗眼を行います．顔全体が見えるようドレーピングを工夫します．手術操作による気管チューブの圧迫や抜去に留意します．

　何度も繰り返し手術が行われるため，ラテックスフリーで看護します．

　手術・麻酔時間が長時間となりますが，頭台や開口器による皮膚障害を予防するため定期的な除圧を術者と協力して行います．

術後看護

　口腔内の血液や分泌物貯留による呼吸状態への影響がないか観察を行います．破裂部を閉鎖することにより，手術前の気道と変わるため，気道確保に努め呼吸状態を観察します．経鼻エアウェイや経鼻胃管チューブを挿入する必要がある場合は，準備し介助を行います．挿入したものは記録に残し病棟看護師へ申し送ります．

　創部の状態（出血，腫脹など）の観察とともに，創部の安静を図り，チューブ類の抜去などのトラブルを防止します．麻酔の影響で，興奮したり激しく動いたりする場合には，できるだけ安心できるよう，タッチングなどを行い，静かな環境を提供します．安全確保上，やむをえない場合は一時的に適切な抑制を行います．

　積極的に術後訪問を行い，手術室での様子を振り返り，次の手術が不安にならないよう嫌な思い出にならないように援助します．

2）横顔裂

　症例は，38週6日，体重2,944gで出生し，顔貌の異常と心奇形があるため，生後1日目にNICUへ入院しました．形成外科で両側顔面矮小症（小顎症，巨口症，小耳症）と診断されました．乳幼児期は，大きい口角のため，陰圧がかけられず経口摂取困難で経管栄養を行っていました．呼吸状態改善と経口摂取改善のため，1歳7ヶ月時，下顎骨延長器装着術を行いました．1歳11ヶ月時，アクシデントでピンが外れ延長器抜去となりました．2歳4ヶ月時，巨口症に対し，口角形成術を施行し，経口摂取可能となりました．今後は，小耳症と開口障害についての治療が必要になります．

　その他，合併症があり複数の診療科でフォローされています．耳鼻科では，喉頭気管軟化症や両側性の高度難聴があり補聴器を使用しています．循環器ではファロー四徴症と診断され，手

術予定となっています.

術前看護

　用手換気や気道確保，気管挿管が困難な場合が多く，喉頭気管軟化の程度や気道閉鎖症状，仰臥位睡眠中の酸素飽和度などの情報収集を行います．さらに，上気道感染症状がないか観察します．中耳炎になりやすいため耳鼻科を受診します．ミルクや唾液による誤嚥性肺炎や上気道・耳鼻への感染を招きやすいため，哺乳や嚥下状態の観察を行います．その他，合併症や全身状態の情報収集を行います.

　難聴がある場合，術前にコミュニケーション手段を理解し，本人に合わせたプレパレーションツールを用いて手術の説明をします．不安なくリラックスして手術室に来られるよう関わる必要があります.

術中看護

　入室時は，コミュニケーション手段を理解し，安心して入室できるように関わります．心疾患を合併していることがあり，特にファロー四徴症では，無酸素発作の可能性があるため，啼泣しないよう関わります.

　挿管前には，仰臥位での呼吸状態を観察します．用手換気ができる良いポジショニングにするために，タオルなどの補助用具を用います．また，フィッティングの良いマスクを選びます．麻酔科医による用手換気が可能なら挿管の準備に移ります．挿管困難（喉頭展開困難）も予測し，挿管器具や補助用具を準備し介助します.

　体温，呼吸，循環管理を行います．乳幼児の生理的特徴から体温が変動しやすいため，体温を経時的に測定し，患者加温装置などを使用して適切な体温管理に努めます．骨切り手術の場合は，出血量や尿量測定を頻回に行い，麻酔科医へ報告し，出血に対応します．術操作による気管チューブの圧迫や抜去に留意します.

　何度も繰り返し手術が行われるため，ラテックスフリーで看護します.

　手術・麻酔時間が長時間となりますが，同一体位や頭台による皮膚障害を予防するため，定期的な除圧を術者と協力して行います.

術後看護

　術式により，抜管後の気道維持が難しい場合や再挿管が困難であることが予測される場合は，挿管したまま帰室します．手術・麻酔の侵襲からの回復状態を観察し，異常の早期発見に努め

ます．経鼻エアウェイや経鼻胃管チューブを挿入する必要がある場合は，準備し介助を行います．挿入したものは記録に残し病棟看護師へ申し送ります．

　創部の状態（出血，腫脹など）の観察とともに，創部の安静を図り，チューブ類の抜去などのトラブルを防止します．安全確保上，やむをえない場合は，一時的に適切な抑制を行います．

　積極的に術後訪問を行い，手術室での様子を振り返り，次の手術が不安にならないよう嫌な思い出にならないように援助します．

参考文献

1．小林眞司（編）：胎児診断から始まる 口唇口蓋裂―集学的治療のアプローチ．メジカルビュー社，東京，2010

2．Jerrold Lerman／Charles J.Cote／David J.Steward 宮坂勝之／山下正夫（共訳）：小児麻酔マニュアル．克誠堂出版，東京，p.279-285，2012

3．前川信博，他：臨床小児麻酔ハンドブック．香川哲郎／鈴木毅（編）．診断と治療社，東京，p.205-206，2010

4．森智史，他：消化器疾患を持つ子どもの観察．主な疾患の観察．口唇口蓋裂．桑野タイ子　本間昭子（編）：新看護観察のキーポイントシリーズ小児看護Ⅱ．中央法規，東京，p.97-106，2011

5．鈴木美佐子：挿管困難症．三川宏（編）：小児麻酔の新しい流れ．克誠堂出版．東京，p.67-77，1996

6．高橋庄二郎：口唇裂・口蓋裂の基礎と臨床．日本歯科評論社，東京，p.760-767，1996

7．丹波夏樹：術前の管理．幼児の手術で安全に対応するためには術前にはどのような情報を得ればよいですか？菊池京子，石橋まゆみ（編）：NURSINGCARE　Q＆A54　時系列で学ぶ手術看護― OPE看になって初めて読む本：総合医学社．東京，p.27-28，2015

8．金泉志保美：手術を受ける小児と家族の看護．二宮啓子，今野美紀（編）：小児看護学概論．南江堂．東京，p.259-267，1996

9．野口昌彦，他：手術を必要とする先天異常の子どもの看護．小児看護39巻10号：p.1228-1235，2016

Question

以下の記述の中で，正しいものはどれか．〈＊解答は巻末〉

Q1． 口唇口蓋裂の手術は一回で終わることが多い．

Q2． 口唇口蓋裂の術前は特に上気道感染に注意する．

Q3． 口唇口蓋裂の手術体位は仰臥位であり皮膚障害は起こりにくい．

☕ コーヒーブレイク

　奇形を持つ子どもの出生は家族にとって大きな不安を伴うものです．口唇口蓋裂は，目に触れやすい顔面の奇形であるため，家族の精神的打撃は計り知れません．家族にとって手術は，「やっとこの日が来た」という期待の気持ちと共に手術や麻酔に対する不安とが混在していると考えます．手術室看護師として，そういった気持ちに寄り添い，少しでも家族の自責の念や育児に対する不安の軽減ができればと願っています．

　術前訪問では，家族の悲しみや苦難を理解し受け止めるとともに，手術に対する不安を軽減できるような声掛けを心掛けています．術後も術後訪問を行い，家族にねぎらいの言葉をかけ，手術を肯定的に受け止められるよう関わっています．手術前後の訪問での関わりが，手術に対する不安の軽減のみならず，家族が自信を持って育児できるような援助につながると良いと考えています．

（成田 湖筍，辻村 亜希子）

10章

脳性麻痺（重症型または重症心身障害）

1. 脳性麻痺の総論・概要

　脳性麻痺とは「受胎から生後4週以内の新生児までの間に生じた，脳の非進行性病変に基づく永続的な，しかし変化しうる運動および姿勢の異常である．その症状は満2歳までに発現する．進行性疾患や一過性運動障害，または将来正常化するであろうと思われる運動発達遅延は除外する」と定義されています（厚生省脳性麻痺研究班，1968年）．

　障害の程度には個人差があり，脳性麻痺すなわち重症心身障害ではありません．日常生活の制限がほとんどなく，知的障害のないものから寝たきりの重度の症例まで多様であり，児にあわせた医療や看護が必要となります．原因は多岐にわたり，遺伝子・染色体異常，胎生期の感染症や低酸素血症，脳血管障害，脳の発生異常，核黄疸，早産・低出生体重児，新生児仮死に多い脳室周囲白質軟化症（PVL：periventricular leukomalacia）などがあげられます．頻度は1,000人あたり2～2.5人で，早産児・低出生体重児の発生率増加に伴い上昇傾向にあります．

　重症心身障害とは，児童福祉法により重度の知的障害と重度の肢体不自由とが重複した状態を表す概念で，成人した重症心身障がい児を含めて重症心身障がい児（者）と呼ぶことを定められています．医学的には大島の分類の1から4，すなわち座れるか寝たきりで知能指数35以下に該当します．本稿では脳性麻痺のなかでも重症心身障害で必要になることの多い手術に関して述べます．

2. 脳性麻痺の手術の特性

　重症心身障がい児の手術は大学病院や市中の総合病院ではなく，小児専門病院や療育センターなどに集約して行われることが多いため，情報を得る機会があまりないと思われます．障害の程度や成長に伴い手術が必要になることがあり，外科，整形外科，耳鼻科，脳神経外科，歯科など多科にわたり複数回の手術が必要になることもあります．特徴的な手術を表1に示します．

表1　脳性麻痺（重症心身障害）で行われることの多い手術

症状	手術
痙性	筋解離・側弯・BTXA注射 ITB（Intorathecal Baclofen）ポンプ植込み
喉頭気管軟化 誤嚥，慢性呼吸不全	気管切開，喉頭気管分離
胃食道逆流 摂食障害	噴門形成，胃瘻造設
う歯，歯肉増殖	歯科手術
側弯	脊椎固定術，腕頭動脈離断術

3. 脳性麻痺の麻酔の特性

　多くの手術に際して全身麻酔が必要になります．術前状態としては重症心身障がい児の20〜50%に睡眠時無呼吸を認め，75%に胃食道逆流症（GERD：gastroesphageal reflux disease）や胃排泄遅延が認められます．また，鎮静時の低酸素リスクは健常児の3倍とも言われています[1]．

　術前の準備としては誤嚥に配慮した絶飲食時間の調整を行い，抗てんかん薬などの内服薬は可能な限り手術当日も服用してもらいます．

　麻酔に関する薬剤は，吸入麻酔薬の最小肺胞内濃度（MAC：minimum alveolar concentrarion）は低いとされ，セボフルランの必要量は少なくてよいかもしれません．筋弛緩薬は，抗痙攣薬の常用者は非脱分極性筋弛緩薬に抵抗性を示すことがあります．呼吸抑制には注意が必要で，麻薬の使用量は少ない傾向にあります[2,3]．

　術中は側弯や胸郭の変形，拘縮による拘束性障害に伴う換気量の低下や酸素消費量が多くないことを考慮した呼吸管理を行います．術後は疼痛の訴え・表出が困難な症例も多く，痛みによる痙攣や息こらえなどの頻度が高くなるため，積極的な疼痛管理を行い，呼吸状態を観察できる体制で看護します．

4. 脳性麻痺の手術室看護

1）目　的

　（1）術前から不安の軽減をはかります．

　（2）安全な呼吸管理，嘔吐や誤嚥の防止に努めます．

（3）体位に配慮し，褥瘡の発生を予防します．

（4）低体温にならないよう体温の管理を行います．

（5）術後の鎮痛・安静に配慮します．

2）手　段

（1）術前訪問を行い，意思疎通や本人の訴えの特徴，快・不快なこと，安楽な姿勢などを把握し，ストレスの少ない環境を提供します．

（2）気道開通を含めた通常の呼吸状態，無呼吸の有無，覚醒時と入眠時の違い，酸素飽和度，気管切開の有無，頸部の可動域や開口制限，酸素や呼吸器の使用状況を把握し，マスク換気困難，挿管困難が予想される場合は気道管理デバイスなどを準備しておきます．日常の誤嚥や嘔吐の状態を観察し，誤嚥・嘔吐しにくい体位の調整や口腔内の持続吸引を準備しておきます．

（3）栄養状態，側弯や関節の拘縮状態を把握し，除圧に努めます．特に側臥位や腹臥位で関節に無理のない肢位となるよう配慮し，長時間手術であれば定期的に観察します．

（4）室温を調整し，皮膚の露出を少なくし，体温は中枢と末梢を測定し，術中に加温装置が使用できるようにします．

（5）疼痛や苦痛がないか観察し，必要であれば対処します．また体位や保護者への依存度も含め，環境に配慮し安静が保てるようにします．

3）評　価

（1）病棟の安静時と比較して不安を評価します．

（2）呼吸状態を観察し，酸素飽和度モニターを確認します．

（3）術後および可能であれば術中から発赤や褥瘡の有無を観察します．

（4）体温を測定します．

（5）鎮静・鎮痛スケールなどを用いて評価することもあります．

5．症例提示

1）気管切開術

　20歳，男性．身長133cm，体重21kg．在胎33週，2040gで出生しました．生後4ヶ月でウエスト症候群を発症し，滑脳症と診断されました．経口摂取が困難なため1歳時より経管栄養，原

疾患および姿勢の異常に伴う呼吸障害のために2歳時より夜間の酸素使用開始，9歳で夜間マスクによる非侵襲的換気療法（NIV：noninvasive ventilation）が開始されました．14歳時に全身麻酔で胃瘻造設術が施行されましたが，周術期は特に問題はありませんでした．今回は誤嚥の増悪および胸郭の変形の進行（図1）による気道開通困難から気管切開が選択されました．

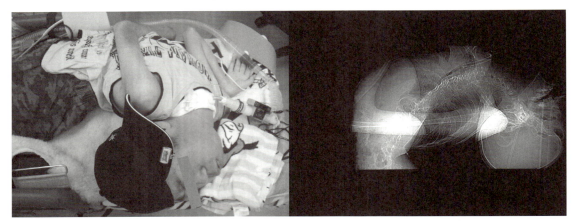

図1　強度の側弯による姿勢の変化

術前看護

　酸素飽和度の低下を認める呼吸状態の悪化があり，呼吸状態に注意します．モニターを装着し，酸素投与量や呼吸器の設定を確認しておきます．また側弯が強く，平常時は腹臥位でいることが多いのですが，手術に際しては仰臥位になる必要があり，安全に搬送や体位変換を行い，術中に無理な姿勢にならないための準備をしておく必要があります．

術中看護

　呼吸状態の変化，麻酔導入時の換気や挿管困難に対応できるよう準備をします．口腔内分泌物の嚥下も困難で誤嚥するため，吸引も準備します．手術は短時間ですが，皮膚剥離や褥瘡を起こさないよう除圧マットなどを利用して体位を整えます．体温が低下しやすいため保温に努めます．手術に際し気管の固定や気管カニューレの挿入が困難な可能性があり，緊急気道確保の準備をしておきます．覚醒前に鎮痛に配慮されているか確認します．

術後看護

　気管切開により気道開通は確実になりますが，術直後は手術による血液や唾液の気管への流

入や気管カニューレによる気道刺激，創痛に伴う分泌物の増加による呼吸状態の変化に注意します．麻薬を使用した場合は呼吸抑制，無呼吸に注意して観察をします．生体情報モニターを用いて呼吸や循環をモニタリングすることが望ましいです．

マスクによるNIVから気管切開になるため，人工呼吸器の機種や回路，設定の変更も確認します．気管切開により発声ができなくなることが多く，ナースコールを押すなどして自ら疼痛を訴えることが困難な症例では，特に苦痛がないか観察することが求められます．

2）腕頭動脈離断術

気管切開後の合併症の中でも気管腕頭動脈瘻は成人を含めると0.56%，重症心身障害者施設を対象に行った調査では1.3%であり，喉頭気管分離後は7.5%という報告もあります．発症すると救命率は30%以下とも言われています．側弯の進行により，胸郭の前後径が短縮するとリスクが上がります．今回の症例は気管切開の前に腕頭動脈離断術を行った症例になります．

3歳7ヶ月，男児．身長107cm，体重13kg．在胎37週，2,710gで仮死なく出生しました．生後3ヶ月より筋緊張低下，精神運動発達遅滞を認め，生後4ヶ月でてんかん発症，10ヶ月でウエスト症候群と診断されました．上気道狭症状あり分泌物が多く，酸素を使用していました．無気肺を繰り返すため喉頭気管分離が検討されましたが，腕頭動脈が気管を圧排する所見を認めたため，先に腕頭動脈離断術が予定されました．

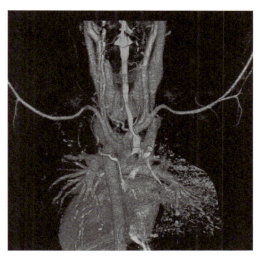

図2　腕頭動脈による気管の圧排

術前看護

原疾患による上気道閉塞パターンの呼吸，腕頭動脈による気管の圧排に伴う呼吸状態を観察

しておきます．動脈血酸素飽和度をモニタリングし，不安により筋緊張が強くなり呼吸努力が増大しないよう配慮します．内服薬を確認し，抗けいれん薬は当日も内服してもらいます．

　気道閉塞のリスクが高いため，麻酔導入に際しては先に静脈路を確保することも検討しますが，痛みを伴う処置に耐えられる呼吸状態であるか，息を止めたり，疼痛刺激で筋緊張が増悪したりしないか確認が必要です．気道開通が得られやすい姿勢を保持できるような準備もしておきます．切迫破裂の危険性はなくても緊急の出血に対する輸血の準備の確認もします．

術中看護

　呼吸状態の変化，麻酔導入後の換気や挿管困難に対応できるよう準備をしておきます．褥瘡にならないよう除圧マットなどを利用して体位を整えます．体温が低下しやすいため保温に努めます．胸骨正中切開アプローチで行われる場合は切開時の呼吸，循環動態の変動に留意します．腕頭動脈の離断により右鎖骨下動脈の血流がなくなるため，観血的動脈圧は右手以外に確保します．

術後看護

　覚醒後の呼吸状態に注意して看護します．自ら疼痛を訴えることが困難な症例では特に術後の疼痛，呼吸の観察および管理が求められます．もともと上気道閉塞パターンの呼吸障害があるため，腕頭動脈離断後も気道リスクは残存する可能性が高く，術前から使用していた呼吸器の使用継続も考慮します．

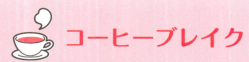

　脳性麻痺は，知的障害を合併することも多いのですが，運動障害だけの症例もあります．構音障害も合併していると，話す様子が知的障害を思わせる場合があります．しかし，理解力は正常ですから，ゆっくりじっくり最後まで話を聞き，普通に話をすることが大切です．また，末梢静脈を穿刺するとき，前腕が動揺してしまうことがあります．本人が動かないように努力すればするほど，動いてしまうと言います．物理的に抑制することを本人から言われることもあります．

3）大腿骨減捻内反術

　6歳，女児．身長117cm，体重18kg．低酸素性虚血性脳症による脳性麻痺で手術歴はありません．抗てんかん薬内服中，アデノイド肥大があります．術前診察で上顎に歯牙動揺を認めました．股関節亜脱臼による開排制限を認め，おむつ交換や姿勢の保持が困難であるため左大腿骨減捻内反術が予定されました．2ヶ月前に手術予定でしたが発熱のため延期になっていました．麻酔は硬膜外麻酔併用の全身麻酔が予定されました．

術前看護

　安全に搬送し，体位をとるための工夫を検討しておく必要があります．可能であればプレパレーションを行い，不安の増強なく入室できるよう配慮します．側臥位での手術のため，関節の可動域を確認し，体幹の支持や枕などの準備をしておきます．抗てんかん薬内服の確認もします．前回手術延期になった発熱の原因および，その後の状態から手術可能か，誤嚥がないかなどの情報を得ておきます．アデノイド肥大があるため，入眠時の呼吸状態も把握しておきます．動揺歯の場所と程度を確認しておきます．骨切りを行うため，出血が多くなる可能性があります．術前に貧血がないか，輸血のオーダーが出ているか確認します．

術中看護

　アデノイド肥大による気道の狭窄・閉塞や，動揺歯の落下リスクがあるため，麻酔導入時には気道管理に注意します．緊急気道確保用物品を集めたカート，歯牙の脱落に備えた摘出用のマギール鉗子，気道確保デバイスなどを準備しておきます．硬膜外麻酔時は無理な力がかからないよう注意して体位を保持します．やや長めの手術になるため，褥瘡にならないよう除圧マットなどを利用して体位を整えます．側臥位になっているため，耳介や眼球の圧迫がないか確認します．体温が低下しやすいため保温に努めます．骨操作時の出血に留意し，必要であれば輸血を行います．手術終了後は，腰から下腿までのスパイカーギプスによる固定が安全にできるよう協力します．

術後看護

　帰室後は覚醒度，体温，出血，呼吸状態などバイタルサインを観察します．疼痛管理は重要で，硬膜外麻酔の管理とともに患児の状態を見ながら適宜，鎮痛剤を使用していきます．発熱，脱水にも注意します．ギプス固定されている末梢側の腫脹，血流も観察が必要です．自力での体位交換が難しいため，褥瘡に注意し，定期的に体位交換を行います．

4）胃食道逆流症・胃瘻造設術

7歳，女児．身長123cm，体重20kg．前述した3）大腿骨減捻内反術と同じ症例で，胃食道逆流および誤嚥が増悪し，腹腔鏡下噴門形成術および胃瘻造設術が予定されました．前回の術後にPONV（postoperative nausea and vomit）を認めていました．麻酔は硬膜外麻酔または末梢神経ブロック併用の全身麻酔が予定されました．

術前看護

前回の手術の周術期の情報を収集し，不安のないよう配慮します．誤嚥を認めていることから栄養状態および呼吸状態の観察も必要です．手術前日の午後から絶食で静脈路は確保されています．手術は仰臥位で行いますが，関節の拘縮，前回の手術部位を含めた骨の脆弱性にも配慮した準備をしておきます．硬膜外麻酔の時は側臥位になるため，体位変換や麻酔手技中の体の保持が可能か確認しておきます．

術中看護

静脈路は確保されているため，急速導入を行います．呼吸状態の変化，麻酔導入後の誤嚥，換気や挿管困難に対応できるよう準備をしておきます．腹腔鏡操作開始後は気腹による呼吸や循環変動に注意をします．褥瘡にならないよう除圧マットなどを利用して体位を整えます．体温が低下しやすいため保温に努めます．

術後看護

創部はさほど大きくないものの，上腹部に複数あるため鎮痛に配慮し，創痛による緊張の亢進や呼吸状態の変化に注意をします．硬膜外麻酔に加えて定期的な鎮痛薬の投与を検討します．麻薬の使用量を確認し，呼吸抑制に注意をします．前回PONVを呈していることから術後の吐き気，嘔吐の観察も行います．

5）脊椎固定術

8歳，女児．身長142cm，体重30kg．脳性麻痺による側弯の進行に対し，後方矯正固定術が予定されました．手術歴はなく，喘息・アレルギーはありません．本人の母親の話では，環境の変化や大きな物音に敏感で，親子ともに手術に対する不安が強いようです．

術前看護

Cobb角（40度以上で手術適応）を確認し，側弯による気管の偏位，拘束性肺障害や循環への影響の程度を把握しておきます．出血の可能性もあるため，術前の貧血の程度を評価し，輸血の準備なども確認します．手術は腹臥位で行われるため，ストレッチャーで導入後，手術台へ体位変換するための準備をしておきます．長時間手術になるため，体表の圧迫や褥瘡にも配慮します．母親の不安も強いため，術前訪問で不安な点や要望を傾聴し，可能であれば対応します．手術室への同伴入室については同伴者の不安が強いときはその是非を慎重に検討します．

術中看護

麻酔導入時の呼吸状態に注意し，気道の緊急事態に備えます．気管が蛇行し，気管チューブの誘導が難しい可能性があります．体位変換は脊椎に負担がかからないよう複数人で声をかけながら注意して行い，前後の呼吸，循環状態の変化に注意します．固定器具による矯正時も循環変動の可能性があります．また，創部が大きく出血量の測定が必ずしも正確ではなくなりますが過小評価しないよう，適宜，術者や麻酔科医に報告をします．露出部が大きく，体幹はフレームなどを使用している場合にはブランケットや温風加温装置での加温が困難であるため，低体温にならないよう体温管理は積極的に行います．

術後看護

体温，貧血の補正がされているか確認し，引き続き出血に注意します．創部が大きいため，十分鎮痛しますが，術前から肺胞低換気があるため，無気肺ができやすい上に，鎮痛に用いる麻薬による呼吸抑制や疼痛による排痰困難が生じやすく，適切に疼痛を管理することが重要です．

参考文献

1. Davis PJ, et al: Smith's Anesthesia for Infants and Children 8th ed. Elsevier Mosby, Philadelphia, pp863-865, 2011.
2. 前川信博（監）：臨床小児麻酔ハンドブック改訂3版．診断と治療社，東京，pp126-127, 2013.
3. Wongprasartsuk P, et a : Cereboral palsy and anaesthesia. Paediatr Anaesth 12, 296-303, 2002.

Question

以下の記述の中で，正しいものはどれか．〈＊解答は巻末〉

Q1． 脳性麻痺とは姿勢の異常である．

Q2． 脳性麻痺は重症心身障害と同義である．

Q3． 重症心身障害では誤嚥のリスクが高くなる．

Q4． 重症心身障害では術後の呼吸抑制を考えて麻薬は使用しない．

Q5． 脳性麻痺の発生頻度は 2〜2.5/1,000人である．

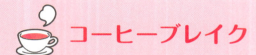

コーヒーブレイク

　乳幼児であっても，障害があっても一個人として尊重し，訴えができない分，思いやりを持って接することが求められます．意志表示ができなくても意思の疎通がはかれなくても，快・不快，痛みは感じていることを念頭において看護することが大切です．覚醒時のみならず，全身麻酔による手術中には体に無理な力が加わらないよう，体圧が集中して発赤や皮膚剥離，褥瘡をつくらないよう気をつけて，合併症のない看護を目指しましょう．

　患児は在宅であればほぼ24時間家族の管理下にあり，日常を良く知る家族からの情報は重要です．児への愛着を尊重しながら，手術に際し，極度に不安が強くなっている場合には患児本人はもちろん，家族を含めて不安のないよう，病棟および手術室看護師，主治医，麻酔科医，理学療法士，保育士などと連携をとったチーム医療での周術期管理が望まれます．

（名和 由布子）

11章

精神遅滞

1. 精神遅滞の総論・概要

　精神遅滞（mental retardation：MR）とは，アメリカ精神医学会のDSMの診断基準によれば，知的機能が平均以下（IQでおよそ70以下）で，該当年齢に対して期待される基準に適合する適応機能（コミュニケーション，自己管理，家庭生活，社会的対人的技能，地域社会資源の利用，自律性，発揮される学習能力，仕事，余暇，健康，安全）の欠陥または不全が二項目以上あり，その発症が18歳以前であると定義づけられる状態.

2. 精神遅滞患者の手術の特性

　あらゆる手術が対象です．精神遅滞患者特有のものとしては，異物誤嚥や特別な習癖による外傷などがあります.

3. 精神遅滞患者の麻酔の特性

　一般成人では脊椎麻酔や局所麻酔で行う手術や検査についても全身麻酔が必要となります．また手術室への入室や点滴確保に対して恐怖心や不安を強く持つことが多いため，前投薬の投与や，適切な術前のプリパレーションを行います．この際，手術室に対して興味を高め，行ってみたい，楽しそう，というイメージを持たせるため，本人の好きな音楽やDVDを用意するのもおすすめです.

　術前回診でコミュニケーションが図れればできるだけ本人と仲良くなり，本人の知的レベルを把握し，レベルに応じた対応を柔軟に行います．本人が興味を持っているものや嗜好を把握します．不安が強い場合，不安解消には詳しく話したほうがよいのか，詳細を知るとますます不安になるのか，その点を見極めることや，家族から情報を得ることも重要です．決して一律に考えず，本人のレベルを見極めて，前投薬が必要か，導入はマスクによる緩徐導入がよいか，急速導入がよいかを決定します．急速導入方針であっても，入室時の本人の状態で柔軟に計画を変更します.

　会話が可能な症例に対しては，できるだけ本人が興味を持ちそうな話題で入眠まで会話を弾ませ

て不安を軽減させます．また，言語的コミュニケーションの図れない症例であっても，優しい言葉がけを行うことで，十分な理解はできなくとも，表情や雰囲気から相手に敵意がないこと，温かく迎えられていることは伝わります．

点滴やマスクなど，本人が我慢して達成できた際には，すかさず称賛し，本人のモチベーションを高めることも重要です．薬剤に頼らず，患者の気持ちに寄り添うことが麻酔の導入時には最も重要です．

また，言語的なコミュニケーションに制限のある症例では，鎮痛剤を定期的に投与するなど術後の鎮痛は先制しておきます．表現のバリエーションが少ないため，床上安静やギプスによる拘束が嫌な場合も，「痛い」という表現になることが多く，過剰な投薬を避けるためにも，鎮痛を先制しておくことは大切です．

合併症について自ら症状を訴えることが困難であり，症状の把握が遅れる危険があります．合併症早期発見のためには，術前から十分に全身状態を把握し，起こりうる合併症には特に注意を払う必要があります．普段との違いを早く見つけるために，本人をよく知っている家族（施設入所者の場合は施設のスタッフ）から普段の様子などの情報を得ておくことも必要です．

4．精神遅滞の手術室看護

1）目　的
（1）精神遅滞の程度，理解力を十分に把握する．
（2）それぞれの発達状況，理解力に合わせた援助をする．
（3）手術によるストレス，侵襲を最小限にする．
（4）安全かつ安楽に手術が受けられるようにする．
（5）合併する疾患に対する対応についても十分考慮し，必要な援助を行う．
（6）家族の不安軽減に対する援助をする．

2）手　段
（1）精神遅滞の程度，理解力を十分に把握する．
　①術前訪問により，情報収集を行う．
　　ⅰ．身体的状態の把握をするとともに，精神遅滞の程度，理解力，コミュニケーション能力の程度を把握し，本人に合った方法で援助を検討します．
　　ⅱ．精神遅滞の程度，理解力，コミュニケーション能力の程度を把握する際，本人のこと

をよく知る家族，理解者から十分に情報を得ることが最も重要です．

　　iii．本人が手術を受ける状況を十分に理解できない場合，手術室入室という非日常的な環境に対するストレス，不安は増大すると予測されます．そのため，それらの軽減のために必要な援助を家族や理解者と一緒に検討することが必要です．

（2）それぞれの発達状況，理解力に合わせた援助をする．

　①音，風，におい，感触など特定の刺激に非常に敏感であれば，環境の変化を最小限にします．例えば，嫌がるなら無理に術衣に着替えさせない，本人の好きな匂いの芳香剤を噴霧する，普段好んで聞いている音楽をかけるなど．

　②本人の理解力，コミュニケーション能力の程度に合わせて，安心して貰えるような笑顔，合図などをして，ゆっくりとわかりやすく説明，声掛けをすることが必要です．

　③雰囲気にも敏感で，自分を怖がっている，嫌っているなどと感じると，反射的に身構えます．また，なぜここにいるのか，理解できないことで不穏になると暴れることもあります．相手を受け入れようという態度で接し，力で押さえつけようとしないことが重要です．

（3）手術によるストレス，侵襲を最小限にする．

　①本人に合った援助を行い，少しでも不安，恐怖を軽減します

　②術式，麻酔方法を把握し，不測の事態に冷静に対処できるようにします．術中のバイタルサイン，出血量，尿量などの患者の状態を把握します．

（4）安全かつ安楽に手術が受けられるようにする．

　①不安や恐怖が強く，前投薬により効果的な鎮静が図れない症例に対しては，麻酔導入後完全に入眠するまで患者の安全を第一に留意します．

　②本人がパニックや不穏になる「手術」や「検査」といったNGワードや，「手を触る」や「体に触れる」などの行動が事前にわかっていれば，スタッフで情報共有し，統一した対応をします．

　③家族からの希望があれば，術中訪問を実施し，家族の不安の除去に努めます．

　④術後も必要に応じて抑制を行いますが，協力が得られずにかえって負傷，骨折，転落などのリスクが予測される場合，本人の安全が確保できる抑制を検討します（抑制ジャケットの併用，セグフィックス®の使用）．事前に家族にも十分説明し，理解してもらうことが必要です．

（5）合併する疾患に対する対応についても十分考慮し，必要な援助を行う．

　合併する疾患に対して，その疾患を考慮した援助を行います．それぞれの疾患の看護については，それぞれの項目の看護の欄を参照してください．

3）評　価

（1）看護計画に沿って評価します.

　入・退室の患者の様子はどうであったか，不安，環境の変化を最小限にする配慮，安全に対する配慮が十分されていたかを見直します.

①入室前の状態，前投薬の状況

②入室時の覚醒状態，バイタルサイン（VS）

③術中のVS，特記事項の有無

（2）術後訪問を実施し，評価します.

　術後訪問を実施し，患者の状態を把握し，手術に対する不安や手術による侵襲を最小限にすることができたかを評価します.

①術後のVS，安静状況

②圧迫部位の発赤，圧迫痕の有無

③家族からの聞き取り

（3）翌日，カンファレンスにて，報告，評価および検討をします.

　繰り返し手術を受ける可能性があるため，自分たちの行ったことへの評価をまとめて次回の参考にします. よかったことだけを評価するのではなく，うまくいかなかったことに対しては次回どうすればいいのかを検討し，共通認識して次につなげます.

5. 症例提示

1）ミトコンドリア病

　9歳，男児. 身長120cm，体重23kg. 在胎40週1日，2,962g，Ap5/2. 出生時啼泣がありましたが，すぐに自発呼吸消失し挿管しました. NICU管理となり，抜管後に経管栄養を導入し，退院しましたが，自宅で呼吸停止を起こし入院しました. 挿管し，人工呼吸器管理にて状態は落ち着きましたが，自発呼吸は再開せず9ヶ月の時に気管切開術を行いました. 脳MRIでミトコンドリア病が疑われていましたが，DNA解析で確定しました.

　2歳時より誤嚥防止のため，特殊Tチューブ（垂れ込み防止用シリコン製気管カニューレ）を使用し，3歳時には腹腔鏡下胃瘻造設術と特殊Tチューブ交換目的で何度か手術室に入室してきました. 今回は，胃食道逆流症に対して腹腔鏡下噴門形成術のために手術室へ入室となりました.

術前看護

　患児は寝たきり，人工呼吸の状態で，意思疎通は図れません．感染に対して弱く，感染を起こすたびに病状は悪化する傾向がありました．また，術前検査にて，アルブミン値が低く，浮腫も著明であり，術前にアルブミン投与が行われました．そのため，看護計画に術中，全身状態，浮腫，尿量の把握をすることを加えました．

　腹腔鏡下噴門形成術においては，通常，患者は開脚位をとり術者は患者の両下肢の間に立ちます．しかし，四肢の変形や拘縮で開脚位がとれない場合は，両足を揃え，左右どちらかに寄せることになります．無理な負荷を加えず骨折を起こさないよう注意しなければなりません．その上で腹腔鏡の操作の妨げにならないよう，なるべく膝関節を伸ばした状態で体位固定する必要があります．

　その評価のため，今回の手術の3週間前に全身麻酔下での内視鏡検査のため手術室へ入室した際に，股関節の可動域を主治医と確認し，制限はあるものの，開脚位で行うことにしました．また，腹腔鏡下の手術では脊椎の変形や過去の手術による癒着が原因で視野が十分にとれない場合もあり，開腹術に切り替わることがあります．これについて主治医から説明を受け，家族の同意があるか確認しました．さらに，開排制限があるが，開脚位をとること，術式の変更時に迅速に対応する必要があることを，術前カンファレンスにて看護師間で手順や準備を確認しておきました．

術中看護

　入室時より，不随意運動に備えて患児から離れないよう留意しました．また，突然の体動により末梢ルートや呼吸回路に影響がないよう観察・体位固定に努めました．その際は，骨折を起こさないよう関節可動域にも留意しました．

　モニターを装着しバイタルサインの観察を行いますが，不随意運動により正常に測定できないこともあるため，確実な装着を行い，患児の状態とモニター値を同時に観察し，異常がないことを確認しました．腹腔鏡下で手術を開始しましたが，癒着により視野が確保できなかったため開腹手術に切り替わりました．術前カンファレンスでの情報を活かし，術式の変更にスムーズに対応することができました．

　肝・腎機能の低下や中枢神経系の疾患は覚醒遅延の要因となります．また，呼吸機能が低下しており，低酸素症も起こりやすいため，病棟へ移送の際はしっかりモニタリングし，観察を継続するように申し送りました．

術後看護

循環動態・呼吸機能が，原疾患に加え麻酔の作用により，手術直後は不安定になります．また，痛みを訴えることができないため，血圧や脈拍の変化や，不随意運動や痙攣発作の頻度で，痛みの兆候を捉える必要があります．今回は，点滴から持続的に麻薬を投与し，鎮痛を先回りして行っていましたが，レスキューの投与やアセトアミノフェンの屯用のタイミングを決めるために患児をしっかり観察する必要がありました．また，ミトコンドリアは感染防御にも関わっているため，術後の感染防護策を徹底するよう，病棟との連携を図りました．

ミトコンドリア病は，重症度にもよりますが，気管切開術，各種検査，胃瘻造設術，噴門形成術など，手術室へ何度か入室する可能性の高い疾患です．そのため，入室時の状態を周術期看護記録に残し，次回の手術室入室時につなげられるよう，有効活用しています．

2）コルネリア・デ・ランゲ症候群

4歳，男児．身長80cm，体重8.8kg．極低体重出生児として出生し，NICUで管理されていました．心房中隔欠損，軟口蓋裂，眼瞼下垂，難聴，四肢奇形，食道裂孔ヘルニアなど多発奇形があり，コルネリア・デ・ランゲ症候群と診断されました．

当院では，全身麻酔下で上部消化管ファイバー検査目的で手術室に入室したことがありました．この時は，麻酔覚醒時に不穏になり，点滴のルートを自己抜去していました．

今回は，食道裂孔ヘルニアの根治術と胃瘻造設術のため手術室に入室となりました．

術前看護

手術の不安の緩和のため，患児と家族に対して術前訪問を行いました．難聴・精神発達遅滞があるため，コミュニケーションの方法・理解度を家族や病棟看護師に確認すると，難聴はあるが話しかけることはおおむね理解しているとのことでした．患児には，手遊びをしたりベッドサイドでぬいぐるみと一緒に遊んだりしながら，言葉で手術室に行くことを伝えておきました．家族には不安なことはないかの確認と，長時間の手術のため術中訪問の希望の有無を確認しておきました．

当院での前回の看護記録から，退室時に不穏になり点滴が抜けてしまったという情報があり，かつ，病棟ではベッド柵によじ登るほど活発であったため，抑制の方法や転倒・転落の防止法を病棟の看護師と協議・確認し，安全な周術期を過ごすための計画を立てました．

術中看護

入室時は，内服の前投薬が効いており，ベッドに寝た状態で落ち着いて入室することができました．しかし，麻酔導入時マスクを嫌がり，手足をばたつかせ暴れ始めました．転落防止のためにベッドの周りに数人のスタッフが待機しており，身体を抑えることにより，安全に麻酔を導入できました．また，家族の不安の軽減のため術中訪問を行い，入室時の様子や手術の進行状況などを伝えました．

食道裂孔ヘルニアの手術であったため，嘔気・嘔吐の有無に注意し，また，低出生体重児であったことから，挿抜管時の呼吸状態の変動に対しては，すぐに対応できるように準備し，観察を続けました．根治術不要の小さい心房中隔欠損があり，気腹による循環動態変動にも注意しました．

退室時に暴れて点滴を抜かないように，今回は覚醒する前に点滴部位をPediWrap®で保護し，患者から見えないようにしました（図1）．また，点滴とは反対の手にミトンをはめ，点滴や胃瘻の自己抜去を予防しました．

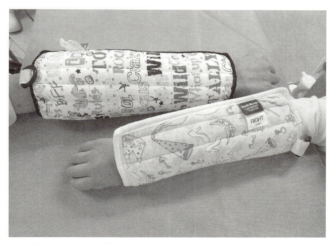

図1　点滴部位を見せない工夫（PediWrap®）

術後看護

前回の手術同様，麻酔覚醒後に体動は激しくなりましたが，ミトンとPediWrap®をしていたため，点滴類は抜かれることなく，患児は病室へ帰ることができました．病棟でもしばらくの間，ジャケット，ミトン，PediWrap®で抑制しました．その後，点滴が抜けてからは，日中はベッドではなく，バギーに乗って過ごすようになりました．バギーはある程度体幹を抑制できるうえ，スタッフの目の届くところに移動でき，看護サイドにとっても患児にとってもストレスの少ない管理を行うことができます．

術後訪問に行くと，患児は術前に一緒に遊んだことをちゃんと覚えていて，手を差し出して手遊びをせがみました．また，手術終了後に母親に「しばらく動けないよ」と言われていたこともあり，完全覚醒後は暴れることなく落ち着いていました．

　今回の事例から，十分な理解が得られにくい患者の場合，患者のことを一番に理解し，信頼を得ている家族の協力は不可欠であることを再認識しました．

　裂孔ヘルニアの術後は，術後評価の目的で上部消化管ファイバーによる検査を行うため，再度入室します．入室を繰り返す患児に対して前回の記録は重要であり，手術看護記録は手術室で常に閲覧できるようにしてあります．朝のカンファレンスや手術予定の患者の打ち合わせ時に使用し，過去の記録や評価を活用して，個々の症例に合わせた手術室看護に役立てています．

☕ コーヒーブレイク

　言語によるコミュニケーションが難しい患者との関係作りの糸口として，好みの音楽，マスクの匂いなどを当院では用意しています．

　むかしむかし，，，当院の麻酔科部長で，いろんな香りをつけた綿球を入れたカメラのフィルムケースをちっちゃなカゴに並べ，お母さんがお買い物に行く時のようにそのカゴを腕にかけて，いそいそと術前回診に行く先生がいました．その先生は患者に一個ずつ，そっと匂いを嗅がせ，「どや？」とマスクのにおいの注文をとってくるのです（京都弁でイメージしてください．偉大な麻酔科医でしたが，すみません，間違いなくかなり怪しいおじさんでした（笑））．術前回診から戻ると看護師に「メロンとアンパンマン！」「イチゴとドラえもん！」と子供からのマスクの匂いと希望BGMのオーダーを看護師に叫ぶので，慌ててメモした記憶があります．

　ある日，戻るなり，「ミカンと加藤！！」との雄叫び．なんと！　BGMではなく，担当看護師を指名した患者さんがいたのです．軽度精神遅滞のある女児で，2回目の手術だったのですが，初回手術時，担当看護師が母の了解のもと，無地の靴にアンパンマンの絵を書いたことで，さすが子供達の不動のヒーロー！　一瞬で心を鷲掴みしたようです．ご指名いただいた看護師が立ち会い，2回の手術とも穏やかに入室・導入できました．患者さんの気持ちを掴むために，何が役立つかわかりません…

3）CHARGE症候群

　7歳，男児．身長103cm，体重15kg．新生児仮死のため帝王切開で出生．心疾患・呼吸障害・胃食道逆流の所見があり，生後すぐに当院へ搬送され，先天性食道閉鎖根治術を行いました．

　その後も成長発達と各症状の悪化に伴い，食道裂孔ヘルニア根治術，胃瘻造設術，動脈管開存症に対してコイル塞栓術，呼吸障害・気管軟化症に対して気管切開術をしました．もともと唾液の垂れ込みによる誤嚥がありましたが，気管切開術後症状は悪化し，誤嚥性肺炎を繰り返すようになりました．そのため誤嚥予防として気切口へ特殊Tチューブ（垂れ込み防止用シリコン製気管カニューレ）を挿入することになりました．チューブ交換には全身麻酔が必要であり，年に一回，手術を実施することになりました．

術前看護

　心疾患や呼吸障害を合併しているため，バイタルサインの他，採血データ・心電図や胸部レントゲン写真などを確認し，全身麻酔中の観察点をまとめました．特に，嚥下障害があり嘔吐や唾液の垂れ込みによる誤嚥性肺炎や気道の分泌物貯留による上気道感染のリスクが高いため，症状の有無については十分に観察しました．

　耳介奇形を伴う両難聴があり，発語がなく精神発達遅滞を伴うことから，会話での意思疎通は困難でした．家族や病棟スタッフから，コミュニケーション方法や本人の理解力がどの程度であるか確認したところ，手話ができ，首振りでYES／NOを表現できることがわかり，母親の手話を介して手術室へ入室する目的や時間を伝えてもらいました．

　入室に対する拒否感から，術衣への更衣やストレッチャーへの移乗を拒否するなど出棟に難航しましたが，ストレッチャーは使用せず，母親が抱介して手術室に行くことで本人が納得し，入室時は術前訪問した看護師が抱介を代わり，スムーズに入室できました．

術中看護

　家族と別れて入室した後，不安のため啼泣してしまったため，本人の好きな玩具・キャラクターなどを活用し，身ぶり手ぶりでコミュニケーションをとり，笑顔で接し，できるだけ不安の軽減と緊張の緩和を図りました．

　先天性食道閉鎖症の既往により生後早期から経管栄養管理となっており，口腔内の過敏と開口障害があったため，ニアウェイスコープ®やファイバーで挿管しており，事前に必要な気管確保の器材を麻酔科医師に確認し準備していました．また歯牙損傷のリスクも高いため，術前後に口腔内や歯牙状態の観察，把握が必要でした．現在は気管切開しているため，今回の麻酔

は気管切開孔を用いて導入できるようになり，看護の内容も一部変更しました．循環動態・呼吸状態については，術中バイタルサインの観察を適宜行い，異常の早期発見に努めました．

術後看護

　退室時にはバイタルサイン・呼吸状態の観察を行い，医師の指示のもと酸素を投与し帰室しました．点滴や酸素チューブ，モニター類のコードは患児の手の届く所には配置しないようにし，抑制ジャケットと点滴カバーを使い点滴の自己抜去を予防しました．

　本症例は挿入した特殊Tチューブが気道への刺激となり覚醒後から咳嗽と気道分泌物の喀出があり，咳嗽とともに嘔気が出現し，涙を流しながら苦痛様の表情を浮かべていました．病棟の受け持ち看護師とともにベッドへ移床し，誤嚥予防のため体位を整え側臥位としました．咳嗽はチューブの気道への刺激が原因で，一過性で次第におさまることを家族と本人に伝え不安の軽減を図りました．帰室数時間後に訪室すると，咳嗽，嘔気ともおさまっており，抑制ジャケットを外し，点滴カバーのみを装着し母親に抱介され，落ち着いた表情をしていました．

　今後も繰り返し入室する症例であり，次回の参考となるよう今回の一連の経過を手術看護記録に記載しました．

4）4p-症候群

　6歳，女児，身長100cm，体重13.7kg．在胎39週，2,360g仮死状態にて出生．アミノ酸代謝異常症や心疾患を合併し，心臓の手術既往があります．

　当院では4ヶ月前に肺炎後呼吸不全となり，気管切開術を施行しました．嚥下障害のため経鼻胃管から栄養管理もしていました．定頸はなく，下肢は開脚位で固定しています．手足はバタつかせることができますが筋緊張は低下しています．肋骨骨折・大腿骨顆上骨折の既往がありました．胃管の刺激で頻回の嘔吐があることと胃管の挿入が困難となったため，腹腔鏡下胃瘻造設術が予定されました．

術前看護

　4p-症候群の特徴として，発達遅滞，てんかん，摂食障害，筋緊張低下などがあります．これらの特徴をふまえて呼吸状態，身体の変形の有無・程度，バイタルサインなどの情報収集を行い，本人に合わせた看護計画を立案しました．発達遅滞によりコミュニケーションが困難であるため，術前訪問時に家族から患児の理解力の程度や好きな音楽やリラックスできる体位があるかなどの情報を得て，スタッフ同士で共有するため術前記録に残しました．心臓の手術歴

があるため，術前の心電図や血液データ，胸部レントゲン写真を確認し，異常時のため，医師の指示のもと循環系薬剤も準備しました．

また，骨折の既往，下肢の変形があるため，下肢の可動域の確認，術中体位・骨折予防についてカンファレンスにてスタッフ間で話し合いました．過去の手術看護記録を参照したところ，気管分泌物の貯留によるSpO_2の低下があったとの記載があり，スタッフ間で共有しました．

術中看護

筋緊張低下と変形，骨折既往の情報共有ができていたため，小柄な患児ですが，複数のスタッフで声を掛け合いながら骨折や脱臼に注意して移床や体位保持を行いました．下肢の変形に対しては体圧分散マットや体位支持器を使用し，無理な体位にならないように工夫しました．

また，発達遅滞があり，気持ちの表出や痛みの訴えができないため，表情や脈拍などの変化から患児の気持ちを汲み取れるように努めました．発語はないものの，相手の表情や口調などの雰囲気を読み取ることができると家族から情報を得ていたので，十分な声掛けと笑顔で接するようにしました．また，患児の好きな音楽をかけながらスタッフも一緒に大きな声で歌い，楽しい雰囲気作りを心がけ，入室時の不安の軽減を図りました．

心臓の手術歴や気管切開状態であるため，術中はバイタルサインや呼吸状態などの変化の観察を緻密に行い，異常の早期発見に努めました．

術後看護

抵抗力が弱く，筋力低下により，呼吸や咳嗽力も弱いため，吸痰・排痰をしっかり行い，術後の無気肺や肺炎予防に努めました．また，体温調節も困難なため，体温管理をしっかり行いました．

言葉で訴えられないため，バイタルサイン・全身状態の観察を十分に行い，痛みや異常の早期発見に留意するとともに，医師と話し合い3日間は鎮痛剤（アセトアミノフェンの静脈薬）を1日3回定期投与し，先制鎮痛を行うこととし，痛みを最小限にする配慮を行いました．

当院は胃瘻造設後は初回胃瘻ボタン交換までの3週間の入院が必要となるため，術後訪問時にとどまらず，他事で病棟に行った際にも積極的に患者家族とコミュニケーションをとり，家族の入院によるストレス緩和，信頼関係の構築にも心がけました．

Question

以下の記述の中で，正しいものはどれか．〈＊解答は巻末〉

Q1. 精神遅滞患者は，説明しても理解できないので，細かいことは話さず，だまして入室させる．

Q2. コミュニケーションが取れるか取れないかに関係なく，患者にはしっかり話しかけて不安を軽減する．

Q3. 手術室は清潔区域であるため，手術着で入室することを厳守し，患者自身のぬいぐるみや毛布を持ち込んだりしない．

Q4. 精神遅滞患者には，前投薬を必ず内服させて入室させる．

Q5. 患者との約束は守る．

☕ コーヒーブレイク ～麻酔科ドクターWのもくろみ～

「わたし，失敗しないので」という美人外科医の出てくるドラマが人気である．颯爽と10cmくらいのヒールを履いて，私もそんなこと，言ってみたいと思う．しかし，普段私がよく言うのは，この呼吸状態で手術をしたら，抜管できなくなって気管切開になるかもしれない，というような合併症のことばかりで，任せて下さいなんて，かっこいいことは言えたためしがない．

手術はしてほしい，でも，気管切開は受け入れられないという母親もいて，こういう子だから，覚悟はできています，と言われてしまう．そう言われても，やっぱり，任せておけ，と言えない．絶対気管切開を回避してみせる！「わたし，失敗しないので」とは言えない．不安な思いで手術の日を迎えさせてしまう．私自身も手術室で抜管できても，この呼吸ではあすの朝までに挿管されているんじゃないか，と不安でいっぱいになってしまう．

翌朝，挿管されていない患児に会えたときは母親以上にホッとする．見込み違いだった？いや，ちがう．私が見込み違えたのは看護力である．一晩中痰をひき，呼吸しやすい体位を整え続けてくれた病棟の看護師たちの力を見過ごしていた．入室の時に泣いてしまいそうな子には泣いても預かります，お母さんもそのおつもりで，と話しておく．しかし，我が手術室の看護師達は子供にマシンガントークを放ち，泣く間を与えない．術前訪問で得た情報をもとにその子の年齢に合った，興味のありそうなネタで押しまくる．私がマスクをあてるまで，看護師たちが絶妙な連携で休む間もなくトークを続け，子供はそのペースに乗せられたまま，不安を感じる前に寝てしまう．これぞ，看護力．手術室最大の武器．手術室内外で看護力にどれだけ助けられていることか…

失敗しない美人外科医にもきっとすごい看護師たちがバックについているのではないか？いつか，私も周りの看護師たちの力をバックに，ハイヒールを履いて，「わたし，失敗しないので」と言ってのけようと心ひそかにもくろんでいる．

(若山 江里砂，加藤 千恵，谷藤 修平，中尾 愛子，牧野 多可美，名護 千登世)

12章

ダウン症

1．ダウン症の総論・概要

　ダウン症は最もよく見られる先天性染色体異常で，そのほとんどに21番染色体が3本あります．出生頻度は600〜800出生に1人で，呼吸器系と循環器系をはじめとして血液，内分泌，消化管，神経，筋骨格などの多臓器に異常を伴います．以下にダウン症に合併しやすい異常を器官別に列記します．

（1）呼吸器系

　肺炎や中耳炎に罹りやすく，術後呼吸器合併症のハイリスク群です．繰り返す中耳炎の影響もあり，難聴はよくあります．

（2）循環器系

　ダウン症の40〜50%に房室中隔欠損症，心室中隔欠損症，動脈管開存症などの先天性心疾患を合併します．

（3）血液疾患

　急性骨髄性白血病や急性リンパ性白血病になりやすいです．

（4）内分泌疾患

　甲状腺機能低下症が高率に起こります．肥満もよく見られます．

（5）消化管

　十二指腸閉鎖，臍ヘルニア，ヒルシュスプルング病が多いです．

（6）精神発達遅滞

　精神発達遅滞はよく見られますが，その程度には個人差があります．

（7）筋骨格系

　筋緊張低下はよくあります．環軸椎不安定性（環軸椎亜脱臼）は10〜20%に起こると言われています．

　以上のように多臓器にわたる様々な疾患を複数合併することも稀ではなく，しかもそれらが治療前・治療中・治療後と様々な状態ですので，十分に診療・看護情報を収集する必要があります．

2．ダウン症の手術の特性

　ダウン症には多臓器にわたり様々な異常があり，長年にわたって多種・多数回の手術が必要となります．以下に成長に伴って受ける手術の変遷をみます．

（1）新生児期には，心臓血管外科で動脈管結紮術，肺動脈絞扼術を，消化器外科で十二指腸閉鎖の手術や鎖肛に対する人工肛門造設術を受けることが多いです．

（2）乳児期から幼児期にかけては，心臓血管外科および循環器科で先天性心疾患の姑息手術，根治術，評価のための心臓カテーテル検査を受け，外科でヒルシュスプルング病に対する直腸生検および根治術，喉頭ないし気管の軟化症や声門下腔狭窄に対して硬性気管支鏡検査を受けることが多くなります．他には形成外科で口唇口蓋裂の手術を，血液腫瘍内科で骨髄検査などを受けるようになります．

（3）幼児期から就学前には，耳鼻科で滲出性中耳炎に対する鼓膜チューブ留置術，扁桃摘出術，アデノイド切除術を，泌尿器科で精巣固定術を受けるようになります．また，この頃から環軸椎の不安定性が問題になり始めて整形外科での診療が始まり，場合によっては脊椎後方固定術を受けることがあります．

（4）学童期前後になると，心臓血管外科および循環器科で心疾患根治術後の経過観察のための心臓カテーテル検査が，外科では気道や消化管の検査が主になってきます．眼科では斜視，内反症の手術が多くなります．

3．ダウン症の麻酔の特性

　上述のように複雑な合併疾患があるにも関わらず，麻酔管理上注意すべき事柄はそれほど多くなく，よく起こるとされる事柄に注意していれば，あとは日常の麻酔となんら変わりません．以下によく起こることを列挙します．

（1）マスク換気困難はよく起こります．これは鼻咽頭腔狭小，肥満，扁桃肥大，アデノイド肥大など構造的に気道を狭くさせる要因に加え，麻酔による筋緊張の低下という機能的な要因が重なって起こると考えられています．マスク換気にあたっては小児麻酔に熟練した医師でも**エアウェイを要する**ことがよくあります．

（2）**麻酔導入中の徐脈**もよく起こります．セボフルランで麻酔導入を行っている場合に突然，徐脈が発生することがあります．ただ，ショックや心停止にまで至ることはまずありません．セボフルラン濃度を下げ，吸入酸素濃度を上げるだけでも徐脈が改善することがありますし，可能

91

ならばアトロピンを投与して対処します．

（3）末梢動静脈路の確保に難渋することもしばしばあります．理由ははっきりしておりませんが，血管の走行異常や径の細さ，合併する肥満，皮膚が硬いなどの原因が考えられています．

（4）麻酔導入時と同様に麻酔覚醒前後には**上気道閉塞**がよく起こります．下顎挙上をして気道開通を試み，それが無効な場合には，側臥位や腹臥位にする必要があります．

（5）抜管後の喘鳴も起こりやすいと言われています．

4．ダウン症の手術室看護

1）目　的

（1）手術・全身麻酔による精神的不安（患者・家族）を軽減します．

（2）手術・全身麻酔による身体への侵襲を最小限にとどめられるよう援助します．

（3）安全・安楽に手術が受けられるよう手術室看護を提供します．

（4）頻回の手術によるラテックス感作が生じないように留意します．

2）手　段

（1）術前訪問では本人の理解度を考慮しながら，焦らずゆっくり，はっきりと，患者にわかりやすい言葉で手術室オリエンテーションをすることが重要です．特に頻回に手術を受けている場合，手術に慣れている，と考えるのではなく，逆に恐怖感があるのではないかと推察し対応することも重要です．

（2）術中・術後に安全な体位をとれるよう，頸部可動域をはじめとした関節の可動域，骨突出部などの身体的特徴を把握します．睡眠中の体位や使用する枕の有無などもあわせて確認しておきます．

（3）移乗時は患者の体格に合わせた移動方法を考え，必要な場合は移乗用マットなどを使用し，介助者と連携を図りながら安全に移乗します．手術体位をとる際，ソフトナース®などの体圧分散寝具を使用し除圧に努めます．またリモイス®パッドなどの皮膚保護材を貼用し褥瘡予防に努めます．

（4）術前訪問時にアレルギー（特にラテックスやトロピカルフルーツに対するもの）の有無を確認します．アレルギーがある場合は入室の予定される手術室や回復室からアレルゲンを除去します．

3）評　価

（1）患者の不安を軽減するためのオリエンテーションや入室計画がスムーズな母子分離につながったかを振り返ります．術後に家族から児の様子を聞き，家族の実感も聴取・記録しておきます．

（2）術後，両上下肢の自動運動の有無を確認し，安全・安楽な体位で手術を受けることができたかを振り返ります．また，麻酔覚醒時の呼吸状態を確認し，体位変更などの介入を要した場合，体位に工夫が必要であったかを振り返り記録します．

（3）患者移乗時に末梢静脈路などの事故抜去がなかったか，転倒・転落がなかったか，四肢頸部に無理な力がかからなかったかを振り返ります．また，骨突出部の皮膚障害の有無も確認します．

（4）術前訪問時に得たアレルギー情報に基づき，アレルギー反応の有無を確認します．手術室や回復室から除去したアレルゲンを記録しておきます．

5．症例提示

1）睡眠時無呼吸と感冒がある症例

　8歳，女児，身長112cm，体重27kg，斜視手術が予定されました．

　在胎38週，2,980gで出生しました．出生後，ファロー四徴症，動脈管開存症と診断されました．10ヶ月目に姑息手術，2歳時に根治術が施行され，心臓手術術後としての経過は順調です．

　問診では普段から睡眠時無呼吸がひどく，うつぶせ寝しかできないということ，また1週間前から黄色みがかった鼻汁と時折湿性咳嗽が見られるということでした．性格は大人しく，術前診察時も母親と並んでじっと椅子に座っていました．

術前看護

　ファロー四徴の根治術後ですが普段の内服の有無を確認し，もしあれば手術前の内服継続ないし中止の確認をします．

　日常的に睡眠時無呼吸がひどいということ，また心疾患根治術後ということから，覚醒時と入眠中のSpO$_2$の値を確認します．睡眠時無呼吸に関連して，入眠中の良肢位（無呼吸を軽減する体位）の把握も重要です．麻酔前投薬も無呼吸を助長させることがあるので，前投薬の有無を確認します．

　1週間前から風邪気味であったので，黄色鼻汁の量や咳嗽の頻度，血液検査の結果（炎症反

応の有無）も確認します．

術前のオリエンテーションで本人の反応，理解の程度，聞く姿勢，質問の有無などをもとに成長発達段階のアセスメントを行い，入室時の母子分離がスムーズに行えるかどうか評価します．

術中看護

入室時，少しこわばった様子も見られましたが，これから行うことをゆっくり丁寧に説明することで混乱することなく入室できました（もし混乱するようであればいったん入室をとどまって母親のもとで気持ちを落ち着かせ，ゆっくり説明したうえで改めて入室するか母子同伴入室に変更する，といった対応も有効です）．

心電図などのモニター装着もひとつひとつ説明しながら，素早く行います．マスクの受け入れは良好でしたが，麻酔深度が深まる過程での興奮期に注意し，ベッドからの転落や頭頸部に無理な力がかからないように配慮します．

マスク換気中は換気状態を確認し，換気が不十分な場合には体位変更の準備を行います．鼻汁が換気を悪化させているようなら口鼻腔の吸引準備をします．術中は斜視手術で眼球を牽引した時に徐脈が発生することがあるので注意が必要です．

術後看護

麻酔導入時と同様，覚醒時にも激しい体動を伴うことがあるので，頸部や創部に無理な力が加わらないようにします．

抜管後は胸郭の動き，舌根沈下の有無，SpO_2の確認を行います．換気状態不良で下顎挙上を行っている場合は，頸部に無理な力が加わらないように皆で注意します．また，側臥位や普段寝ているときと同じ腹臥位にする際には枕や抱き枕の大きさを調整し，ねじれや牽引がないようにします．

術前の風邪の影響で分泌物が多いようであれば吸引を行います．

覚醒時興奮が強い場合には，創部である眼にあてているガーゼを取るなどの行為が見られ，創部の安静が保てない場合があるので注意が必要です．

2）環軸椎不安定性があり整形外科で経過観察中の症例

5歳，男児．身長102cm，体重15kg．在胎35週1,954gで出生し，生後すぐに径4mmの動脈管開存を指摘されていましたが自然閉鎖しました．繰り返す滲出性中耳炎に対し鼓膜切開術と鼓膜チューブ留置術が予定されました．

問診では睡眠時無呼吸があり，普段から仰向けで寝ることはないということでした．また環軸椎不安定性を指摘されており，整形外科で毎年経過観察されていますが，現在のところ頸椎固定術の適応ではないということ，マット運動禁止のみの運動制限であるとのことでした．

母親からの話では，性格はどちらかというとやや攻撃的で普段から興奮しやすいとのことでした．診察時も愛用のぬいぐるみをよく叩いていました．

術前看護

早産・低出生体重で生まれ，現在の身長・体重も同年齢の平均よりやや小さいため身体的成長の遅延があります．それだけであれば看護上特に問題はありませんが，他に成長遅延を助長させる内分泌疾患などはないか，精神発達遅延はないかなどに留意します．

睡眠時無呼吸がありますので，周術期の上気道閉塞に備え，普段の睡眠時の体位を確認しておきます．また，中耳炎を繰り返しているようなので，鼻づまりや難聴はないかも確認しておきます．

環軸椎不安定性の指摘を受けていますので，麻酔・手術中に頸部に無理な力がかからないように手術時の体位（頭位）をあらかじめ把握し，頸部の自発的な可動域もあわせて確認しておきます．

やや攻撃的な性格もあり，手術室に入室する際，興奮し暴れる可能性があります．入室時に母子分離がスムーズに行えるよう母子関係の聴取・観察を行った上で，術前にいくつかの入室パターンを家族と共に考え提案しておきます．

術中看護

手術前に病棟で遊んで体を動かし，手術室に来る前から入眠していれば理想的です．この場合，移動やモニター装着は覚醒させないよう静かに行います．母親と歩いて来た場合には手術室来棟時より積極的に児とコミュニケーションをはかり，会話や物で気をそらせながら入室します．暴れて体動が激しい場合は，看護師が抱いて入室することをあらかじめ家族に説明し了承を得ておきます．この際，頸部に無理な力がかからないよう，愛護的に支えます．

麻酔導入時のマスク換気中は換気不全に陥っていないか注意します．鼓膜チューブを挿入するにあたって，頭部を左右に向ける必要があります．この時，頭部が枕から転げ落ちるなど，急に大きく動かないように監視します．頭部を動かさずに手術台を傾けるのもよいですが，この時には転落に注意します．

術後看護

抜管後，上気道閉塞が起こっていないか注意監視します．この注意監視は特にダウン症では必須です．上気道閉塞解除のために側臥位や腹臥位にする場合は頸部に過剰な負荷がかからないようにし，また激しい体動で転落しないよう注意しながら体位を確保します．

やや攻撃的な性格と覚醒時興奮が相まって激しく暴れることがあり，抑制を要することがあります．この時も，上気道閉塞で苦しくて暴れていないか，と念頭に置き観察を怠りません．実際に抑制する場合には，やはり頸部の安静に留意します．児を抱いて落ち着かせる場合にも，暴れて急に大きく頸部を動かす場合があるため常に頭部をやさしく支えます．

児の安静のため，覚醒後すぐに児の好きなもの，慣れ親しんだ人（母親など）に接するのも有効です．

参考文献

・Hayes J: Perioperative care planning for Down's syndrome patient. J Perioper Pract 20: 70-3, 2010.
・上北郁男，他：障がいのある児の麻酔　ダウン症候群患児の麻酔管理，日小児麻酔会誌 21巻 1号：229-33, 2015.

Question

以下の記述の中で，正しいものはどれか．〈＊解答は巻末〉

Q1. ダウン症は精神発達遅滞があるので処置などの説明は理解できない．

Q2. ダウン症は短命である．

Q3. ダウン症の出生頻度は，父親の年齢によると考えられている．

Q4. ダウン症の身長的特徴は，口と下顎が小さい，鼻筋の通った細い鼻，弓状の眉である．

Q5. ダウン症に合併する心疾患で多いものは，房室中隔欠損，心室中隔欠損，動脈管開存である．

☕ コーヒーブレイク

　ダウン症（男児）では膀胱留置カテーテルの挿入が難しいことがあり，カテーテルのバルーンで尿道を損傷することがあります．尿道の途中でカテーテルが進まなくなり，そこでバルーンを拡張させたために起こります．当院では，いったん全長にわたってカテーテルを入れ，尿の流出を確認した後，バルーンを膨らますように徹底しています．カテーテルが途中で引っかかる場合や，バルーン拡張のために生理食塩水を入れたシリンジを押す時に抵抗がある場合は無理をしないで，泌尿器科医師に挿入を依頼しています．

（上北 郁男，白川 潤一郎）

13章

13トリソミー，18トリソミーに対する気管切開術

1. 13トリソミー，18トリソミーの総論・概要

　13トリソミーは13番染色体が，18トリソミーでは18番染色体がそれぞれ1本余分に存在するために様々な奇形を合併する疾患です．合併奇形は非常に多様で，代表的なものとして，揺り椅子状足底，先天性心疾患，小顎症，口唇口蓋裂，中枢性無呼吸，成長障害などが挙げられます[1]．どちらの疾患も生命予後が不良で半数が生後1週間以内に，90%以上が1年以内に死亡するとも言われています[2]．そのため，多くは緩和ケアに重点をおいた医療が行われ，手術などの侵襲的治療はあまり行われませんでした．

　しかし，積極的治療により生存期間が延長したという報告もあり[3,4]，手術が行われる機会が今後増えてくることが予想されます．手術の適応は，患児の全身状態や合併症の重症度，家族の希望などを加味して総合的に判断されます．対象となる手術としては，胃瘻造設術，先天性心疾患の姑息術や根治術，気管切開術などが挙げられます．

2. 13トリソミー，18トリソミーに対する気管切開術の特性

　手術部位が気管であること，患者の多くは体格の小さな乳児であることに特殊性があります．頸部を伸展させた手術体位で，頸部前面から気管に到達した後に気管を切開し，気管切開カニューレを挿入します．言葉で書くと簡単ですが，対象となる乳児の気管内径は3〜5mm程度と非常に細いため，慎重かつ繊細な操作が求められます．また，体格の小さな乳児は頸部の面積も小さいため，よりよい術野を確保するためには，頸部をしっかり伸展させ，確実な手術体位を作る必要があります（図1）．

　気管切開術では気管にメスを入れるため，一時的にせよ呼吸が不十分になります．また，気管切開カニューレ挿入時のトラブルは容易に低酸素血症になるため，非常に危険です．そのため，必要な物品（必要な手術器具，各種サイズの気管切開カニューレ）がそろっていることの確認や麻酔科医との情報共有は非常に重要となります．

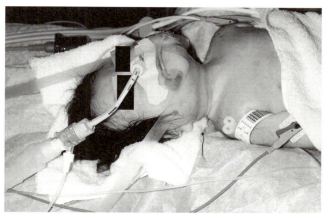

図1　乳児（3ヶ月）気管切開の手術体位
小型のマジックベッドを使用して頸部伸展位をとっています．頸部の伸展が過度にならない程度に抑えつつ，医療用のテープで下顎の皮膚を牽引し，術野ができるだけ広くなるように工夫しています（※写真の児は13トリソミーや18トリソミーではないが参考のため掲載）．

3．13トリソミー，18トリソミーに対する気管切開術の麻酔の特性

　手術の項でも述べましたが，麻酔においても術野と気道を共有すること，対象が小児，特に乳児のため体格がとても小さいことに特殊性があります．それに加えて多様な合併症により呼吸不全や心不全の状態であるため，麻酔管理には細心の注意が必要です．麻酔法や麻酔薬の選択に決まったものはなく，その都度，患児の状態に合わせて行います．気管挿管された状態で手術室に来ることが多いのですが，頸部伸展位をとるとチューブの深さが変わるため，換気状態の変化に注意が必要です．

　気管挿管が難しい症例が少なくないため，挿管チューブの事故抜去は非常に危険です．気道トラブルが発生すると，状態の良くない患児たちは，低酸素血症への進行も速く，状態を悪化させる可能性があります．小さなことでも気付いたら看護師から医師へ遠慮なく言ってください．小さなトラブルへの対応が早くなり，重大事態への進展を回避できます．

4．13トリソミー，18トリソミーに対する気管切開術の手術室看護

1）目　的
　　（1）術前から患児と家族の不安軽減に努めます．

99

（2）過不足なく必要物品がそろい，安全かつスムーズに手術が終えられます．

（3）患児の状態を把握し，全身状態の悪化なく手術が終えられます．

（4）執刀医・麻酔科医などの手術チームで連携を図り患者の安全を守ります．

2）手　段

（1）術前訪問を実施し，児の全身状態を把握し，手術に対する家族の思いを傾聴します．

（2）先天性心疾患を合併しているため，事前に麻酔科医に相談し，循環作動薬を準備します．

（3）患児は小顎症・口唇口蓋裂など困難気道の症例が多いため，挿管困難・事故抜管時に，迅速に気管内挿管ができる準備をします．

（4）体格に適したサイズの気管切開用カニューレを準備します．

（5）頸部伸展位の際に気道・頸部の負荷が強すぎないように体位を整えます．

（6）体温調節機能が未熟なため，体温が低下しないよう保温に努めます．

（7）移動時にルート類（CV・末梢ライン）やカニューレが抜けないように環境を整理します．

（8）麻酔科医・執刀医の指示に迅速に対応します．

3）評　価

（1）呼吸・循環が安定した状態で手術が終えられます．

（2）移動時にカニューレの事故抜管やルートトラブルなく手術が終えられます．

（3）手術体位での皮膚トラブルがないか確認します．

（4）術後訪問で全身状態の観察を行い，家族の思いを傾聴し，看護の評価をします．

5．症例提示

　4ヶ月，男児．出生時体重は1,600g．気管切開施行時の体重2,700g，身長36cm．出生後の染色体検査で18トリソミーと診断されました．合併症は心房中隔欠損症，心室中隔欠損症，房室ブロック，小顎症，口唇裂がありました．生後は，肺血流量増多による心不全のために，様々な循環作動薬が投与され，気管挿管による人工呼吸管理となりました．さらに，中枢性無呼吸や気管軟化症を併発していたため，抜管困難な状態が続きました．

　生後4ヶ月で，在宅での人工呼吸管理を目標に気管切開術を行うことになりました．気管切開を行い，家族が呼吸管理を習得すれば，患児が自宅で家族と過ごせる可能性が高まります．

　一度目の気管切開術では，麻酔導入後からSpO$_2$が70%から上昇せず，脈拍は50回/分と高度徐脈

となり，麻酔管理困難と麻酔科医師が判断し手術は中止となりました．20日後，循環作動薬で補助した上で再度手術を予定し，気管切開術を行うことができました．

術前看護

患児は気管挿管中であり，人工呼吸管理をされていました．まず，呼吸状態，投与されている循環作動薬などの薬剤内容や検査データから児の全身状態を確認しました．先天性心疾患による心不全により，呼吸と循環動態が不安定であり，急変時，迅速に対応できるよう，術前より麻酔科医師や執刀医と情報共有を図りました．

手術の流れを執刀医と確認し，気管切開術での手術器械や患児の体格に適したサイズの気管切開用カニューレを揃え，また，緊急時に備えた気管挿管の準備をしておきました．

術前訪問では実際に患児と対面し，全身状態を把握しました．家族と患児の様子を見て，普段の呼び名を教えてもらうなど，不安や恐怖を軽減するための関わりに生かしました．また，入院や手術に対する家族の不安な思い，回復への期待を傾聴し，手術や全身麻酔に対する疑問に答えながら信頼関係を築き，家族の不安軽減に繋がるよう関わりました．

術中看護

緊急時に備え，看護師の人数を多く配置し，チームで声を掛け合い迅速に対応しました．患児は気管挿管された状態で病棟から手術室へ入室してきましたが，手術台への移動中や手術体位をとる際には，気管チューブの事故抜去が起きないよう注意深く観察しました．

本症例では短く細い気管を露出しやすくするため，頸部伸展位をとる必要がありました．しかし，もともと挿管チューブのサイズが少し細く，頸部伸展位ではリークが増大し，換気不全となり，急激に血圧や脈拍が低下したため，一度目の手術は中止になりました．そのため，二度目では麻酔開始前から循環作動薬が追加され，急変時，迅速に対応するため昇圧剤などを事前に準備しておきました．さらに，リークを予防するため麻酔導入前に挿管チューブのサイズ変更が必要と判断され，再挿管に対応しました．その後，循環動態に急激な変動を来すことなく手術を終えることができました．

術後看護

術後のトラブルとして，気管切開用カニューレの事故抜去が第一に挙げられます．気管内への挿入長が成人と比較して絶対的に短いため，わずかな体位変換などでも抜けてしまう可能性があります．一方で，深すぎると，気管分岐部に当たったり，片肺換気になるなどして，換気

が悪くなり呼吸循環動態に急激な影響を及ぼすことも少なくありません．そのため，患児の移動や体位変換を慎重に行いました．また，気道分泌物の増加や切開部位からの血液が気管へたれ込むことによって，気道閉塞を起こす危険があるため，適宜吸引を行いました．

　術後訪問を施行して，患児の全身状態を把握しました．気管切開術を無事に終えたことにより，一つの通過点を突破できた喜びを家族と共有しました．術前からの患児と家族への関わりや，自分たちの看護を評価し，今後の13トリソミー・18トリソミーのある患児への気管切開術における看護に反映できるよう看護チームで共有しました．

Question

以下の記述の中で，正しいものはどれか．〈＊解答は巻末〉

- **Q1.** 13トリソミーや18トリソミーでは重篤な疾患を合併していることが多い．
- **Q2.** 13トリソミーや18トリソミーは生命予後不良の疾患である．
- **Q3.** 13トリソミーや18トリソミーでは生命予後不良のため，手術が行われることはない．
- **Q4.** 13トリソミーや18トリソミーで，長期生存することはあり得ない．
- **Q5.** 13トリソミーや18トリソミーでは，在宅医療に移行することは不可能である．
- **Q6.** 13トリソミーや18トリソミー患児らが手術室に来た場合，本人や家族に対する声かけは必要ない．

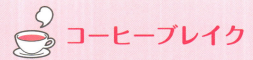

コーヒーブレイク

　13トリソミー・18トリソミーの新生児は，重症な先天性疾患を抱えています．実際に患児を見た私は，安全を守りながら手術を担当できるのか不安に思いました．

　術前訪問では「少しでも長く生きられるために」と願う両親の思いを知りました．このような患児の場合，長期生存を望めない場合が多いのが現状です．しかし，気管切開を行えば，気管挿管から開放され，呼吸管理が簡便になります．家族が在宅医療を望み，ケアを習得できれば，自宅で過ごすことも可能となります．患児の背景が理解できると，自分のしたい看護が見え，手術室看護師としての役割を見出しながら手術に関わることができました．

　無事に手術を終えた後，術後訪問では「がんばったね！」と患児に声をかける両親の安心した表情を見ることができました．この時，私は患児と家族の人生の重要な部分に関わることができたというやりがいと，責任を果たした安堵感を感じることができました．

（奥井 悠介，鳥羽 好恵，佐宗 加奈子，松永 由美子，中山 久実）

14章

代謝異常症

1. 代謝異常症の総論・概論

　代謝異常症とは，体内の酵素欠損などにより，基質が蓄積したり必要な代謝産物が生成されないことで様々な症状を呈する疾患群の総称です．疾患により臨床症状や治療方法が様々に異なるため，主な病態，症状，栄養制限，手術適応などを確認して対応します．

　主な疾患としては，①アミノ酸代謝異常症（フェニルケトン尿症，メープルシロップ尿症など），②有機酸代謝異常症（メチルマロン酸血症，プロピオン酸血症など），③脂肪酸代謝異常（カルニチンパルミトイルトランスフェラーゼ欠損症など），④ミトコンドリア病（ピルビン酸カルボキシラーゼ欠損症など），⑤糖質代謝異常症（糖原病など），⑥ライソゾーム病（ムコ多糖症，ムコリピドーシスなど），⑦ペルオキシソーム病（副腎白質ジストロフィーなど），⑧金属代謝異常症（ウィルソン病など），⑨プリンピリミジン代謝異常症（レッシュ・ナイハン症候群など）などが挙げられます．

2. 代謝異常症の手術の特性

　代謝異常症では全身性に病変を伴う場合があり，酵素補充や肝不全などの治療を目的とした肝移植（糖原病，メチルマロン酸血症，ウィルソン病など），腎不全に対する腎移植，鼓膜チュービングや扁桃摘出・気管切開などの耳鼻咽喉科手術，心臓弁膜症に対する手術，四肢変形や機能障害に伴う整形外科手術，脳出血や水頭症に関連した脳神経外科手術，胃瘻ニッセン手術，MRI検査など，多種多様な手術を行う場合が考えられます．

　手術に関連する病変以外の問題として，特に心機能および気道と呼吸の状態に注意し，手術に耐えうる全身状態かを慎重に判断する必要があります．療養期間が長く病態が複数の臓器にまたがることも多く，専門診療チーム間で，手術の利益と合併症のリスクについて十分な情報共有と対策を考慮した上で，手術に望むことが重要です．

3. 代謝異常症の麻酔の特性

疾患で異なりますが，術前からブドウ糖含有液の輸液を行います．術前の絶飲食により，低血糖や異化亢進に伴うアシドーシス発作などの状態の悪化を予防するためです．手術中には，血糖値変動，酸塩基平衡異常，電解質異常，高乳酸血症，高アンモニア血症などに注意し，必要があれば適宜，補正を行います．

術前から胃食道逆流を伴う場合は周術期の誤嚥を，開口障害や頸椎可動制限・気管狭窄などを認めれば困難気道を，また筋緊張低下を合併していれば術後の呼吸不全や抜管困難の危険を考慮します．凝固異常や血小板機能低下を合併すれば出血傾向に注意し，硬膜外麻酔は行いません．また，カルニチンやビタミンを補充し，必須アミノ酸を投与する場合もあります．

麻酔薬は代謝に対する影響からプロポフォールを避け，セボフルランなどの吸入麻酔薬を用いることが多いようですが，悪性高熱症や横紋筋融解症の発症に注意します．合併症の危険が高ければ術後はICUで管理します．

4. 代謝異常症の手術室看護

1) 目 的

（1）患者の病態を十分に理解し，手術中に予測される合併症を麻酔科医師や主治医と確認し，安全に手術が実施できるようにします．

（2）生体間臓器移植が選択された場合は，家族間でふたりの患者が存在するため，家族への対応も十分に配慮が必要です．

（3）手術によるストレスや侵襲が最小限となるように努めます．

（4）手術体位による神経損傷・皮膚損傷が生じないようにします．

2) 手 段

（1）疾患によっては手術中の合併症や麻酔管理についての事例件数も少なく，新しい手術療法を実施する場合も少なくありません．手術が決定したら，医療チーム内でカンファレンスを実施し，患者に選択された手術や麻酔について認識を統一しておくことが重要です．

（2）四肢変形や運動機能障害を伴う代謝異常症では，麻酔導入後に筋弛緩薬を使用した際など，筋の緊張が解け可動域が変化する可能性があります．また，開口障害や頸椎の可動障害の有無については，術中の麻酔管理だけでなく，手術後の抜管困難にも繋がり特に重要です．

術前訪問やカルテから関節の可動域や良肢位について理解しておくことが，安全で安楽な麻酔管理や手術体位確保に繋がります.

（3）手術前から栄養状態が悪く，また手術によっては大量の出血が予測される場合，手術の体位固定による皮膚損傷のリスクはさらに高くなります. エアーマットや低反発ウレタンマットなどを利用し，褥創好発部位の除圧や手術中の部分的な除圧などのケアをします.

（4）代謝異常症の疾患によっては，悪性高熱や横紋筋融解の発症のリスクが高い場合もあります. 臨床症状とその対処方法について理解しておくことが重要です.

（5）患者だけでなく家族への十分な心理的ケアが必要です. 術前訪問やプレパレーションを実施し，必要であればチャイルド・ライフ・スペシャリスト（CLS）などの専門家による支援も必要です.

3）評　価

（1）予定された手術が実施されたか，合併症が生じていないか医師と共に確認します.

（2）体位による皮膚損傷や神経損傷が生じていないか確認します.

5．症例提示

1）ムコ多糖症

　症例は，正常分娩40週，2,890gで出生し，周産期の異常はありません. 生後2ヶ月から重症の閉塞性無呼吸発作があり，他院で生後5ヶ月からNIV（鼻マスクCPAP）を導入，その後ムコ多糖症2型のハンター病と診断，酵素補充療法が開始されました.

　1歳4ヶ月でアデノイド切除術と両側鼓膜チュービング術を受けました. 術後も高度の睡眠時無呼吸が持続しNIVは継続しました. 2歳5ヶ月で骨髄移植を受けました. 3歳1ヶ月時のポリソムノグラフィで無呼吸は消失しNIVを中止しました. 循環器外来では，大動脈弁と僧帽弁の肥厚があり，軽度の僧帽弁逆流を認めます. 気管狭窄は認めません. 嵌頓の既往のない臍ヘルニアがあり，5歳を過ぎ，次第にいびきと睡眠時無呼吸，扁桃肥大が見られる様になったため，扁桃摘出術と臍ヘルニア手術を行いました.

　ムコ多糖症では，幼少期に診断が付いていない症例もあり，扁桃摘出後も再発する症例が見られます. 術後は気道閉塞に注意した管理が必要です. また成長するに従い，弁膜症や心機能障害，気管狭窄，開口障害，四肢や脊椎変形など様々な問題が生じるため，手術前には専門科

間で十分な情報共有をした上で臨むことが大切です．

術前看護

　患者は1歳4ヶ月時のアデノイド切除と鼓膜チュービングの手術後も高度の睡眠時無呼吸が持続しており，今回の手術後も気道閉塞が生じる可能性があります．そのリスクについて麻酔科医師やチームでの情報共有が必要です．また，ムコ多糖症では，成長と共に循環器系や整形外科領域の症状が発現し，今後も手術や検査のために何度も麻酔を受ける可能性があります．

　ハンター病II型の場合，軽症であれば知能はほぼ正常なこともあるため，幼少時の手術体験がトラウマにならないように，術前訪問やプレパレーションを実施します．

術中看護

　高度の睡眠時無呼吸がある場合，手術前に前投薬は投与されないため，プレパレーションが効果的になるように，麻酔導入時は声かけをしながら，安全に麻酔導入が行われるように援助します．本人が安心するような音楽やおもちゃなどの持ち込みも検討します．

　本症例では気道狭窄はありませんでしたが，ムコ多糖症では関節拘縮や骨格変形，多毛や皮膚の特徴的丘疹を認めることがあります．皮膚の状態によっては，気管チューブを固定するテープが皮膚に粘着しにくい場合もあるので注意が必要です．また，扁桃腺摘出時は懸垂頭位にする必要があり，顔面に手術用のドレープを固定します．顔面のドレープをはがす際には，同時に気管チューブの固定が外れないように愛護的にはがします．

術後看護

　手術後は扁桃摘出部位からの出血を十分に観察します．気道狭窄や開口障害の程度によっては，術後管理の方法に変更が生じる場合もあるため，麻酔科医師や主治医との状態の情報共有を十分にします．術前にプレパレーションを実施した後は，術後訪問を実施し，ディストラクション（注意転換法）や家族の反応も評価します．

　また，皮膚症状がある患者の場合は，皮膚損傷について観察します．チューブ類の固定に使用しにくい製品などが手術中に判明した際には記録に残し，次のケアに活かします．

2）原発性高シュウ酸尿症（家族間臓器移植症例）

　症例は，40週4日，2,802gで正常分娩にて出生し，周産期の異常はありませんでした．生後4ヶ月目に活気不良と痙攣で発症し，高度腎機能障害のため腹膜透析が開始され，その後，遺

伝子検査で診断が確定しました. 以下に手術歴を列挙します.

　4ヶ月　テンコフカテーテル挿入術（腹膜透析用）

　7ヶ月　CVカテーテル挿入術（血液透析用）

　8ヶ月　生体部分肝移植術

　その後，腹膜透析を再開しましたが，カテーテル感染のため抜去し，以後，間欠的血液透析にて管理されました.

　11ヶ月　テンコフカテーテル挿入術

　2歳8ヶ月　ヘモキャス®挿入術

　3歳　生体腎移植

　この疾患は，肝機能と腎機能の障害のために移植手術を目標とし，それまでの管理として腹膜透析と血液透析を活用して乗り切った患者です. 経過中，腹膜透析用カテーテルの感染に伴う抜去や，血液透析用カテーテル挿入術，感染創部のデブリドマン手術，また肝生検・腎生検など多くの処置が全身麻酔下に施行されました. 肝移植と腎移植は共に同一の親族ドナーからの提供でした.

術前看護

　長期の透析導入の患者さんには，特異的な皮膚の病変が生じている場合があります. 皮膚が脆弱な状態となっている上に，本症例のように生体肝移植や生体腎移植術では，手術時間が長時間になる可能性があり，後頭部，肩甲骨部，肘関節部，仙骨部，踵部の圧迫により皮膚損傷が生じやすく，術中に大量出血があれば更にリスクが高くなります. 手術ベッドには，低反発ウレタンフォーム，高分子人工脂肪マットなどを使用し，皮膚損傷を予防します.

　家族間の臓器移植の場合，家族がふたりの患者を抱えることになり，特に子どもの臓器移植では両親がドナーとなる事例が多いことも特徴です. 家族間のパワーバランスやドナーの手術歴や言動から，必要な心理支援をすることが重要です.

術中看護

　臓器移植手術では，移植臓器の阻血時間を短縮することが，早期の生着率に影響することがわかっています. また，患者は手術後に免疫抑制剤を投与されるため，感染は術後の予後にも影響する重大なことです. 手術中の十分な感染対策や確実な清潔操作のスキルが重要です. 血管吻合時の出血に対しては輸血の準備や，出血量の測定を実施します. 麻酔科医師と協同し，異常の早期発見と迅速な対応ができるように配慮します. 創部は臓器を十分に観察するため，大

きな切開創となります．術野からの不感蒸摂による体液の喪失，出血に対する術中の大量輸液・輸血，手術野で使用する冷たい灌流液により容易に低体温になります．また，血管吻合時には臓器保護のために加温ができず，更に体温低下になりやすい状況になります．術野の進行により，加温と冷却をこまめに調節できるようにします．

術後看護

　本症例のような家族間の臓器移植手術の場合は特に，ドナーは自分の手術についての情報よりも，レシピエントの手術の状況を早く知りたいといった欲求が強いものです．ドナーが麻酔から覚めたら，早い時間に担当医師からの話が聞けるように配慮が必要です．状況によっては，看護師がそれを代行することもあります．家族が，安心して手術を終えたレシピエントを迎えられるように配慮します．

　また，術直後は吻合した血管の血栓症や出血などの合併症が生じる可能性があります．透析患者さんでは特に血管が脆弱なこともあり，そのリスクも高くなります．手術後はバイタルサインの変化や，医師による超音波検査などの結果を共有し，引き続き異常の早期発見に努め，迅速に対処できる準備をしておくことが重要です．

Question

以下の記述の中で，正しいものはどれか．〈＊解答は巻末〉

Q1. 代謝異常症患者は，呼吸器系，循環器系，消化器系，酸塩基平衡など複数の臓器にまたがる症状や異常がみられることが多い．

Q2. 手術では，麻酔による関節可動域の変化，体位による神経障害や皮膚損傷，骨折などの問題が生じないよう配慮する．

Q3. 手術療法や管理上の問題について，医療チーム内で情報共有することは，患者の病態把握と問題点の共有において有用である．

Q4. 代謝異常症の患者では，発達障害を伴う症例が多く，術前の前投薬は不要であり，術前訪問やプレパレーションは必要ない．

Q5. 代謝異常症の患者では，電解質や酸塩基平衡異常をきたしやすく，術前の経口摂取制限に伴う輸液や糖補充に配慮して管理する．

（糟谷 周吾，犬童 万里代）

15章

筋疾患

1. 筋疾患の総論・概要

　筋疾患の代表は筋ジストロフィーであり，一般には希少疾患と考えられています．筋ジストロフィーには，最も重症度の高いデュシェンヌ型筋ジストロフィー（以下DMD，男子3,500出生に1人），その軽症型のベッカー型筋ジストロフィー（BMD），福山型先天性筋ジストロフィー（FCMD，男女合わせ約3万人に1人），筋強直性ジストロフィー，その他，頻度の低い多種の筋ジストロフィーがあり，遺伝性で進行性の疾患です．

　その他，筋疾患には脊髄性筋委縮症（タイプ1，2，3），先天性ミオパチー（セントラルコア病，ネマリンミオパチー，ミオチュブラー病など）もあり，その種類は多く，すべてを総計すれば決して希少疾患とは言えないかもしれません．筋疾患のほとんどは，発現のメカニズムが詳しく解明されてきたものの，今のところ根本的な治療法はなく，様々な症状への対症療法が中心となります．

　症状の基本は全身性の筋力低下ですが，多くの合併症状があり，尖足，側弯症，褥瘡などの整形外科的なものから，感染症，呼吸不全，心不全など多岐にわたり，医療機関にかかる頻度は高く，その種類と受診回数も多く，医療の現場で遭遇する機会は珍しくありません．

　最近では，筋ジストロフィーにおける精神遅滞や発達障害，てんかんなどの中枢神経症状の合併も注目されており，手術の前後では配慮が必要です．

2. 筋疾患の手術の特性

　以前は診断の段階で，全身麻酔下での筋生検がよく行われました．しかし，最近では血液採取による遺伝子診断でほとんどの症例が診断できるようになり，その頻度は非常に少なくなってきています．それに代わって，成長や進行に伴い増えてきているのが，尖足や関節拘縮，褥瘡などの整形外科的手術や，胃瘻の造設，胃食道逆流，上腸間膜動脈症候群などの外科手術です．気管切開も行われますが，非侵襲的陽圧換気療法（noninvasive positive pressure ventilation，以下NPPV）や排痰補助装置（カフアシスト）の普及で，以前よりその件数は減ってきました．

　気管切開すると上気道閉塞の心配はなくなりますが，気管カニューラの先端やカフが気管壁を慢

性的に刺激して肉芽を形成する場合や，潰瘍を形成する場合があります．肉芽が成長して気道を閉塞すると，そのたびに肉芽の切除術が必要です．また，潰瘍が進行すると，気管と胸骨の間に存在する腕頭動脈に穿破することがあります．この致死的な大出血に対しては，カフ付き気管カニューレを挿入して充分にカフを膨らませて一時止血し，全身麻酔下に胸骨を開いて腕頭動脈を切離します．筋疾患では全身麻酔下での悪性高熱症の発症頻度が健常児より多いと報告されています．代表的なものに，筋小胞体のCa遊離チャンネルであるリアノジン受容体の遺伝子異常を有するセントラルコア病があります．各種の筋ジストロフィーや代謝性ミオパチーなどでも，全身麻酔下で悪性高熱類似の異常反応が多数報告されています．

呼吸障害の進行した症例では，酸素単独の投与（人工換気なし）でCO_2ナルコーシスのリスクも高くなります．重症例では，人工呼吸を行っている例も多く，手術の予定のある患者では，あらかじめ麻酔科医と入念な打ち合わせと準備をしておく必要があります．

3．筋疾患の麻酔の特性

筋疾患は細かく分類されていますが，筋肉が萎縮する筋ジストロフィーと，一旦収縮すると弛緩しにくい症状を合併した筋緊張性ジストロフィー（筋強直性ジストロフィー）が代表的なものです．いずれも，麻酔関連薬に対する筋組織の反応が通常とは異なり，想定外の強い連続する収縮や収縮力の回復遅延を生じます．前者は悪性高熱症を発症し，ダントロレン（ダントリウム®）という特効薬がありますが，致死的な合併症です．後者では，筋力の回復が不十分で，術後の呼吸不全の原因となります．また，心筋も異常であるため，房室ブロックや心不全を発症することがあります．

手術中，揮発性麻酔薬も筋弛緩薬も必要最低限に投与し，なるべく静脈麻酔を用い，体温や呼気中の二酸化炭素濃度をはじめ，各種モニターを装備して早期発見に努め，ダントロレンも溶解液（日局注射用水）とともに，いつでも溶解して投与できるように準備して麻酔します．ダントロレンを常備していない場合は，近隣の施設と連携し，いつでも融通してもらえるように，工夫している地域もあります．精神発達障害を合併する場合は，それに応じた対応を工夫します．

4．筋疾患の手術室看護

1）目　的
　（1）患者の安全・安楽を第一に考えた手術環境を提供します．
　（2）円滑に手術が進み，手術によるストレス・侵襲が最小限になるように努めます．

（3）疾患・合併症の理解をし，患者の個別性を考えた看護を提供します．

（4）患者・家族の手術に対する不安の軽減に努めます．

2）手　段

（1）筋力の程度，側弯・拘縮の有無，関節可動域を考慮し，良肢位を保った体位をとります．また，骨折既往の有無を確認し，予防に努めます．

（2）検査データや全身状態を観察し，栄養状態，骨突出の有無・程度を把握し，患者に適した褥瘡予防具やドレッシング材を使用して褥瘡予防に努めます．

（3）全身麻酔のリスク予防のため，術前検査から心機能と呼吸機能の評価をし，全身状態を把握します．

（4）術前訪問により患者の知的レベル・コミュニケーション能力を把握します．手術の内容を理解できる患者であれば，本人の意思を確認し，希望があれば手術の説明に同席してもらいます．また，患者・家族の不安を軽減するため，十分な情報提供をします．

3）評　価

（1）安全・安楽に手術環境を提供できたかを評価します．

（2）円滑に手術が進み，全身麻酔，手術によるストレス・侵襲が最小限に抑えられたかを評価します．また，手術体位による皮膚発赤，圧迫痕の有無を評価します．

（3）術前・後の比較をし，心機能や呼吸機能を評価します．

（4）患者・家族に声掛けやコミュニケーションを図ることにより，不安を軽減できたかを評価します．

5．症例提示

　デュシェンヌ型筋ジストロフィー．20代男性，身長140cm，体重24kg．側弯があり，両膝関節が拘縮し伸展できません．右大腿骨骨折の既往，上腸間膜動脈症候群に関する手術歴があります．10代後半より非侵襲的陽圧換気療法（NPPV）が導入され，終日装着し，呼吸状態は安定しています．排痰補助装置（MI-E）も導入し，効果的に使用できています．

　また，心機能の低下があるため定期的に循環器内科を受診し，内服コントロールをしています．理解力があり，言語的コミュニケーションを図ることができます．数ヶ月前に体調不良となり，食事摂取量が低下し，経管栄養を併用しましたが，体重減少に伴い胃瘻造設の手術目的で入院となりま

した．上記の開腹術既往があるため癒着のリスクを考慮し，開腹での胃瘻造設術となりました．

術前看護

　術前訪問の際，理解力があり言語的コミュニケーションを図ることができ，患者の言動や表情から手術に対しての不安の表出が著明であったため，患者の言葉を傾聴し，入室から退出までの一連の流れを詳しく説明しました．また，好きな音楽を聴きながら麻酔導入ができることを説明し，好きなアーティストやテレビ番組の話をするなど，患者との会話を広げ，少しでも患者の不安の軽減に努めました．さらに，質問に対しては分かりやすく答え，必要な情報を提供しました．

　カンファレンスにて側弯や関節拘縮による変形があること，骨折の既往があること，心機能低下があること，終日NPPVを使用していることなどをスタッフに周知し，問題に対する看護計画を立案しました．また，術前回診より開口障害の情報があったので，麻酔導入から円滑に挿管できるように麻酔科医と事前に打ち合わせをし，挿管困難セット（ビデオ喉頭鏡）と経鼻挿管の準備をしました．また，悪性高熱症の原因となる揮発性吸入麻酔薬を除去するため，事前に麻酔器の回路内をエアで洗い流しました．

術中看護

　入室時は希望の曲をかけ，麻酔導入まで声掛けをして不安の軽減に努めました．移床は複数のスタッフで骨折・転落に注意し声掛けをしながら行いました．また，羞恥心に配慮し，同性スタッフで対応するように心掛けました．変形に対しては褥瘡予防具を使用し，無理な体位にならないようにしました．挿管は経鼻で実施しましたが，術前に挿管困難を想定して準備をしていたので円滑に行うことができました．

　術中は生体モニターや呼吸状態を観察し，著変時は麻酔科医に指示を仰ぐなど迅速な対応に努めました．抜管後はすぐにNPPVを装着するため，事前にNPPVを起動させ，設定を確認しました．抜管後は呼吸状態をしっかり観察し，異常時は麻酔科医の指示に迅速に対応できるようにしました．覚醒時は現状が理解できる声掛けを中心に行い，不安の軽減に努めました．

術後看護

　術後訪問を行い，状態を把握・評価します．ねぎらいの言葉をかけるなど患者・家族に寄り添い，精神面への援助に対しても継続して関わります．

　病棟看護師に患者を引き継いだ後は，患者の全身状態の観察に努めました．終日NPPVを使

用しているため，呼吸状態の観察は重要です．また，術後に酸素投与を行う時は，CO_2ナルコーシスに注意し，過剰に酸素を投与してはいけません．場合によっては経皮血中ガス分圧モニターを装着し，$TcCO_2$をモニタリングすることもよい方法です．麻酔・挿管の影響から排痰はより困難になっており，MI-Eによる排痰をしっかり行い，気道クリアランスを保ちました．再挿管になると抜管困難となる確率が高くなるため，呼吸管理は非常に重要です．また，心機能の低下があり，内服コントロールしているため，不整脈に注意し，モニタリングを行いました．

Question

以下の記述の中で，正しいものはどれか．〈＊解答は巻末〉

Q1. デュシェンヌ型筋ジストロフィー患者は精神遅滞，発達障害を合併する．

Q2. デュシェンヌ型筋ジストロフィー患者の慢性呼吸不全に対しては，NPPVを第一選択とする．

Q3. デュシェンヌ型筋ジストロフィー患者は心機能の定期的な評価は必要ない．

Q4. デュシェンヌ型筋ジストロフィー患者はNPPVを使用しながらの経口摂取はできない．

Q5. MI-Eはデュシェンヌ型筋ジストロフィー患者にとって有用である．

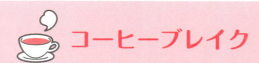
コーヒーブレイク

　デュシェンヌ型筋ジストコフィー（DMD）患者さんはシャイで，福山型先天性筋ジストロフィー（FCMD）患者さんはおしゃべり，患者さんを関わっているとそう感じることがあります．DMDの患者さんは「初めまして」のご挨拶に行っても，あまり目を合わせてくれません．思春期だし，仕方ないか，と思うこともありますが，入院して何度かお目にかかっても，ぼそぼそ……．声ちっさ！　と思うこともしばしば．そうかと思えば，FCMDの患者さんはおしゃべりで，色々話してくれます．精神遅滞があるため，簡単な会話になりますが，とても楽しいです．たまに落ち込んだ時に「○○ちゃん，はげまして」というと「頑張って」と言ってくれたりして，ほっこりすることも．

　見たこと，関わったことのない疾患だと身構えることもあるかと思いますが，ぜひコミュニケーションをとり，関わってみてください．きっと，新しい発見がある……かも．

（熊谷 俊幸，重見 研司，安江 昌子，名護 千登世）

16章

自閉症

1. 自閉症の総論・概要

　自閉症は，古くからあった疾患ですが，1943年にカナーが初めて文献として報告しました[1]．1944年にはアスペルガーが，言語発達が良好な同様の症例を報告しました[2]．わが国では，1951年に第1例が報告されました[3]．古典的には，三徴として①対人的な孤立，②同一性の保持，③言語発達の異常を挙げ，続いて「感覚の過敏と鈍麻」や「秀でた記憶力」が主徴でした[4]．現在は，「対人相互反応の持続的障害」と，「限定された反復する行動，興味，活動」の2点を基本的な特徴とします[5]．随伴特性には，癇癪やパニック，不器用，感覚過敏と鈍麻，認識のアンバランス，自律神経失調傾向などがあります．カナーは1949年に原因として，成育環境や養育方法を挙げ[6]，これが母性の不足を原因とする間違った概念となりました．現在それは完全に否定され，脳の発達障害として，部位も徐々に特定されてきました．この障害が気づかれずに放置されると，ストレスとなり，被害念慮やうつ症状，ファンタジーや攻撃的内容などの解離症状，各種の依存症，ひきこもりやフラッシュバックなど対人恐怖やトラウマ，事件になることもある社会的問題行動など，様々な二次障害が生じ，対応がさらに困難となります．また，成長に伴い課題が変容するので注意が必要です．

2. 自閉症の手術の特性

　自閉症であっても健常人と同様に各種疾患に罹患し，外傷はむしろ多くなります．感覚鈍磨があると，症状は外見より進行しており重症です．内出血が骨折を伴い，顔面紅潮で興奮気味で食欲不振が重症肺炎であり，虫垂炎が穿破して腹膜炎まで進展しており，体幹の姿勢の変容が腰椎ヘルニアで，腹痛が壁土や磁石など極端な異食が原因であることもあります．排便へのこだわりが直腸脱をきたし，自傷行為が外科的処置を要することもあります．ストーブの天板に手をつくことや，頻回に障害物にぶつかることもよくあります．歯垢除去や齲歯の処置など，一般的には全身麻酔を要しない処置も，不動を確保するために深い鎮静や全身麻酔が必要となります．考えられない事象が発生するので，一般的にはありえない事象を疑って処置に及び，やはりそうではなかったといった，逆説的な過剰医療もあります．

3. 自閉症の麻酔の特性

　一般的に術前に各臓器の機能障害を評価するように，自閉症を脳機能の障害と見なし，その重症度と精神発達障害の程度を評価して対処します．特に麻酔導入までの処置が重要です．軽症例は，一般の麻酔と同様に導入できます．抗痙攣薬などの常用薬はいつも通りに内服させます．本人の嗜好品や好きな着衣などを許可します．禁句を聴取しておきます．声かけやボディタッチは忌避することが多いです．

　重症例では前投薬として，リスペリドンなど向精神薬やケタミンが適応となり，抗不安薬では酩酊状態となり危険です．リスペリドンは，常用量を参考にして投与量を調節します．入室30分前に効果を評価し，必要であれば，ケタミンを手早く筋肉内投与します．注射に抵抗する場合は経口投与を行います．筋肉内投与なら10分，経口投与であれば20分で鎮静され，病床ベッドで手術室に移動し，手早く高濃度セボフルランと亜酸化窒素，酸素にて導入し，静脈路の確保後，筋弛緩薬を通常量投与して気管挿管します．術前に感覚鈍磨があっても，無意識では手術侵襲に対して反応するので，通常通りの麻酔を施行します．麻酔は覚醒時興奮を避けるために静脈麻酔を用います．

　手術終了時，前投薬の残存効果に留意します．フェンタニルを少量投与すると穏やかに覚醒します．舌根沈下には肩枕や経鼻エアウェイを用います．病棟では緩衝材を柵に装着したベッドを用います．床にクッションを敷き詰めてベッドを用いない工夫もあります．導尿バルンは，手術時間と覚醒の程度で適応を決めます．本人がバルンを忌避すれば，看護師の判断で抜去できる手はずを整えておきます．記憶力が良いので，悪い印象を残すと次回の麻酔はさらに困難になります．

4. 自閉症の手術室看護

１）目　的

（1）一人ひとりの個性を捉え，児にあった対応や環境を整え，安全・安楽に手術を受けることができます．

（2）麻酔・手術による身体的及び心理的ストレスを最小限にし，パニックにならずに術前，術中，術後を過ごすことができます．

（3）家族の不安・苦痛を知り，少しでも軽減できるように援助することで，児が安心して入院生活を送ることができます．

（4）チームで児と家族を支え，安全・安楽に手術を受けることができます．

2）手　段

（1）児の特徴を知りストレスを最小限にする

　通常の情報収集を行い，身体的状態を把握すると共に，対象の児の自閉症の程度や特徴を知りましょう．情報を整理しアセスメント後，その児にあった対応を実施します（表1）．

　また，児が最も安心できる方法，ストレスと感じない方法を母親（父親）から聞き，手術当日は状況によっては家族が同伴入室することや，こだわりのある玩具や物がある場合は，それを持参し入室することも，ストレスを最小限にする方法です．

　市原らは「一人ひとりの得意なことや苦手なことは異なっているため，個別のアセスメントに基づいて，その子のニーズにあったケアを検討する」と述べています[7]．自閉症を特別と考えるのではなく，「個性」として受け止め，一般の小児と同様に，安心して不安やストレスなく手術を受けられるよう支援していくことが重要です．

（2）前投薬・鎮静薬を使用し，苦痛や不快感を取り除く

　前投薬は児によって変わりますが，通常は内服あるいは注腸・坐薬などが使用されます．自閉症の鎮静コントロールは難しく，比較的多くの薬剤が使用されるため，呼吸抑制起こす危険性もあります．そのため，蘇生できるよう準備が必要です．また，体格に見合わない量であると，効果より不快を感じてしまい暴れたりすることがあるため注意が必要です．

（3）不安を抱えた家族へ配慮する

　家族が子どものことを思うあまり必要以上に不安になることや，手術が無事に終わるためにはどうすればよいか必死になることで，さらに不安が増強し，それは子どもにも大きな影響を与えます．家族の思いを傾聴し，児に対してどのようにしていくことが良いかを共に考えることで，信頼関係を築くことができます．また，手術が決定した外来受診日もしくは手術前日に，家族同伴で手術室を見学し体験してもらうことで不安を軽減することができます．

（4）チームで児と家族を支える

　麻酔科・小児科・診療科医師，病棟・外来看護師と情報を共有し，児と家族が不安なく術前・術中・術後を過ごすことができるかディスカッションし連携しながら，児と家族を支えることが重要です．

表1　アセスメントの視点と対応，ケアのポイント

アセスメントの ポイント	具体的な項目	対応やケアのポイント
発達 （可能であれば心理 発達検査の結果を 参照）	〔幼児期〕 ・発達年令と発達指数 ・特に発達に遅れがある項目/遅れがない項目 ・姿勢・運動発達 ・手先の器用さ	・発達年齢に応じたプレパレーション ・得意なことを用いた説明方法 ・運動発達に応じた環境設定
	〔学童期以降〕 ・発達年齢と知的発達（知能指数） ・学習面での得意・不得意 ・集団の中での人との関係 ・集団の中でのルールの理解と適応状況	・発達年齢に応じたプレパレーション ・得意なことを用いた説明方法 ・周囲の人との関係性に配慮した環境設定
コミュニケーション （知的障害のある場合は特に重要）	・言語理解の程度 ・言葉のやり取りができるか ・代替手段は何か 　例：絵カード，写真，50音表，トーキングエイド ・親子間のやり取りの方法・他者とのやり取りの方法	・言語発達に合わせた対応 ・短いセンテンスでのやり取り ・術前から代替手段を用いたやり取りを行う
知覚・感覚の異常	・過敏の有無（特定の音，におい，触覚，揺れなど） ・過敏の部位（口腔周囲，手指，四肢，体幹など） ・嫌いな感覚に遭遇した時の行動	・本人が嫌がる刺激をできるだけ避ける ・大声で泣き叫ぶことに対する落ち着いた対応
こだわり	・こだわりの有無 ・こだわりが強く生じる状況 ・こだわりが得られなかったときに見せる行動 ・自己刺激の有無，具体的な行動 ・常同行動の有無，具体的な行動	・本人が安心できる環境づくりをする ・こだわりの行動を無理にやめさせようとしない ・自己刺激や常同行動が強いときは，痛みや不快によるストレスがないか観察する
衝動性	・注意のそれやすさ ・急に走り出す，何度注意しても同じことを繰り返すことがある	・興味を引くような機械類などは，本人の視界に入らないように収納し，隠す

市原真穂，他：発達障がいがある子どもの術後ケア，小児看護，36（11），へるす出版，1525，2013を元に改変

3）ワンポイントアドバイス

（1）効果的なコミュニケーション

　自閉症の児には，要求をはっきりと伝え，「結果はこう」と教えた方が良いでしょう．例えば「○○してほしいのだけど」のような言い方ではなく「手術室に行くときは○○してくださいね」と内容を明確に表現した方が，意図が伝わります．だらだらとした文章よりも一文を短く，はっきりと話すと伝わりやすいでしょう．また，2つ以上の場合は「1番は○○です，2番は△△です」と番号を付けてあげるとより明確に伝わります．

（2）視覚的訴え

　図や写真を活用し，スケジュールなどはボードや紙に書いて時間的流れを視覚的に知らせましょう．また，個数を数えられる補助具など余計な物が目に入らないように，衝立を立てる方法も効果的です．

（3）感覚過敏の児に対しての接し方

　感覚過敏が強い子どもへの処置やケアで身体を触る場合は，前もって声をかけて近付くことを知らせ，遠くから姿を見せながら穏やかに声をかけると良いと言われています[7]．頭をなでたり手を握ったりするなどタッチすることは控えた方が良いでしょう．

4）評　価

①チーム医療を前提に，術前，術中，術後の時間軸に沿って児にあった対応や環境が提供でき，パニックにならずに入院生活を過ごせたかを評価します．

②家族に対し精神面での配慮ができたかを評価します．

　自閉症の児の場合，繰り返し手術を受ける可能性があるため，症例ごとに振り返り，次回の周術期看護に繋げましょう．

5．症例提示

　前投薬の効果を得て，パニックを起こさず術前から術後を過ごすことができた歯科治療の手術を受けた事例と，前投薬を使用せずに網膜剥離術を受けた事例を提示します．

1）歯科治療

　11歳，25kg，IQ30．全身麻酔による歯科治療は4回実施され，リスパダールを内服していま

す．子供の泣き声，咳，クシャミなどの騒音，物が落ちる様子が見えると他害（人を叩く）が生じます．自傷はありません．ヘッドホンを装着し，ルパン三世の曲を聞いています．母親に通訳を依頼することで，コミュニケーションはとれます．今回5回目の全身麻酔下での歯科治療を予定しています．

術前看護

　前日入院時，小児麻酔を専門としている麻酔科医師が診察し，アセスメントした内容を電子カルテに記載しました．その内容を，病棟看護師や手術室看護師は共有し，児と家族に対して同じような関わりを持つように努めました．今回，術前訪問は行われませんでしたが，通常は状況に応じて手術室看護師は術前訪問を行い，家族から得た情報を病棟看護師に伝えるようにしています．

　手術当日朝，入室2時間前にリスパダール1mg内用液（分包パック入り）を歯間から口腔内へ内服してもらいました．投与は母親にお願いしました．入室30分前に担当麻酔医と共に手術室看護師は病室を訪問しました．追加投与薬剤がオーダーされ，筋注用ケタラール1.5cc（75mg）を「いち，に，さん，し，…」と数を数えながら筋肉注射を行いました．手術室看護師は，バイタルサインおよび呼吸の性状を観察しました．

　また，病床にパルスオキシメーター，アンビューバッグ，挿管用具など蘇生用具一式をそろえ，呼吸抑制など急変時の対応に備えました．病棟ベッドは，ヘッドボードが取り外せるものを使用し，ベッドまわりを柵で囲み，最も低い状態として，手術室内まで入ることにしました．また，児の好きなタオルやサイコロを持参し，ヘッドホンを使用しルパン三世をかけて入室しました．特に，処置時は，物を下に落とすところは見せないよう注意を払いました．そして，母親に同伴を依頼しました．今回は5回目の手術だったため，母親から不安などの訴えや表情などは見られませんでしたが，母親の心理状態は計り知れないと予測されるため，コミュニケーションをとり，把握することは重要だと考えられます．

術中看護

　病棟ベッドで手術室内まで入り，そのベッド上でバナナ風味のフェイスマスクを用いて，酸素と亜酸化窒素，セボフルランにより緩徐導入しました．入眠後，母親には今までと同様の経過で進むことを説明し退室してもらいました．そして，病棟ベッドから手術室ベッドに移動し，モニター装着，点滴確保，挿管が行われました．以降，一般の小児の術中看護に準じました．

　手術終了後，病棟のベッドに移動し抜管しました．抜管後は児の名前を呼ばずに静かな環境

を整え，傾眠傾向で退室しました．手術室看護師は，呼吸抑制に注意し観察を続けると共に，術後不快の原因となるチューブやルート類を医師の確認のもと抜去しました．

術後看護

病棟に戻り，目が覚めた時に母親の顔が見える環境を作り，痛みや嘔気が出現しないように鎮静をコントロールしたことで，パニックにならずに翌日退院することができました．自閉症の場合，早期に自宅に戻り，今までと同じ生活ができるように，日帰り手術や短期入院手術とすることが望ましいです．そのためにも，術後合併症や，パニックによる身体損傷を起こさないように援助していかなければなりません．

2）網膜剝離術

19歳，男性．身長168.2cm，体重44.5kg，BMI15.7．母親に言われた言葉で，急に自分の右眼を叩き始め，周りが止めてもやめませんでした．その結果，網膜剝離になり，網膜剝離復位術を受けることになりました．

既往歴は斜視，夜盲症，左急性緑内障手術　虹彩切除，う蝕治療で全麻下歯科治療2回，左白内障手術　一部虹彩切除など全身麻酔下による歯科治療と眼科手術を体験しています．くしゃみ，咳が苦手で癇癪を起こしたり，怒り出したりします．また，「大丈夫だよ」と言うことを嫌い，優しくされるのも断ります．

術前看護

前日入院時，小児麻酔を専門としている麻酔科医師が診察し，アセスメントした内容を電子カルテに記載しました．

手術室看護師は，電子カルテからの情報から，児は全身麻酔の手術を数回受けており，何人もの看護師が訪問することでストレスが増すと判断し，母親との面会のみとしました．前回の手術の時に困ったことや，現在の悩みなどを聞きました．母親は自分が言ったことで，自傷行動を起こしたことを悔やんでいました．言葉の難しさなど母親の思いを傾聴し，「手術が問題なく終了できるように共に協力していきましょう」という思いを伝えると，母親の表情は和らぎました．

手術当日，麻酔科医師の判断で前投薬はせずに入室することになりました．

電子カルテに記載された内容　【麻酔指示】

［食事・水分制限］

　26日24時から絶食，27日５時から絶飲絶食

　この場合の水分摂取とは，水またはお茶のみを意味する．

［その他の具体的指示］

　カルバマゼピン細粒50%　インヴェガ錠3mg，リスパダール錠1mgを朝７時に少量の水で内服してください．他薬は内服を中止してください．

　呼ぶときは「○○くん」と呼んであげてください．

　朝８時に主治医，病棟看護師，麻酔科医が集合して状況を判断します．

　前投薬（ケタラール筋注薬）は状況をみて判断します．

　ふらつきがないようでしたら徒歩で，ふらつきがあるようでしたら病室のベッドで手術室に移動します．車いすは今まで座ったことがないので使用予定ありません．

自閉症の方です．

　呼ぶときは「○○くん」と呼んであげてください．

　ヘッドホン装着しての手術室入室となると思います．遮音のためです．

　くしゃみ，咳が苦手で癇癪を起こしたり，怒り出したりします．また，「大丈夫だよ」と言われることを嫌い，優しくされるのも断ります．左ききのため，ルートは右手にとります．

　母親には手術後半に連絡をし，患者の覚醒時には横で見守ってもらえるようにする予定です．

術中看護

　母親と共に手術室には入りましたが，手術室のベッドを見るなり「嫌だ」と言い，部屋の中をぐるぐる歩き回りだしました．パニックを起こした時は，本人が落ち着きを取り戻すまで静かに傍にいて，無理に行動を止めたり，声をかけたりすることはしない方が良いでしょう．母親に対応を任せても良いですが，今回は落ち着くまで待ちました．20分程度経過すると，自分からベッドに座わり，その後麻酔を導入し，手術は問題なく終了しました．傾眠傾向で退室しました．

術後看護

　児が目覚めた時には母親が傍にいたため，パニックになることはありませんでした．しかし，ガス置換を行っているため，腹臥位をとらなくてはなりませんでした．うつぶせに寝ることを本人が嫌がり，右眼が気になり手をもっていこうとし創部の安静が保つことができなかったた

め，鎮静薬を使用しコントロールすることになりました．不慮の転落も考えられたため，抑制をすることにし，母親の同意を得て実施しました．本来，抑制は最終手段としたいのですが，安全を確保するためにはやむをえない場合もあります．その場合は家族にインフォームド・コンセント（IC）を行い，家族が理解・納得した上で抑制することが大切です．

引用文献

1．Kanner L., Autistic disturbances of affective contact. Nervous Child 2：217-250, 1943
2．Asperger H., Die 'Autistischen Psychopathen' im Kindesalter. Archiv fur Psychiatrie und Nervenkrankheiten 117: 76-136, 1944
3．鷲見たえ子，他：「レオ・カナーのいわゆる早期幼年性自閉症の症例」第49回日本精神神経医学会総会，九州大学，1952
4．精神障害の診断と統計マニュアル第4版（DSM-IV），アメリカ精神医学会，1994
5．精神障害の診断と統計マニュアル第5版（DSM-5），アメリカ精神医学会，2013
6．Kanner L., Problems of nosology and psychodynamics in early infantile autism. Am J of Orthopsychiatry 19: 416-426, 1949
7．市原真穂，他：発達障害がある子どもの術後ケア，小児看護，36（11），へるす出版，1524-1525，2013

参考文献

1．伊藤利之：発達障害児のリハビリテーション，永井書店，244-282，2008
2．中野綾美：小児の発達と看護，メディカ出版，242-252，2013
3．麻生武，他：よくわかる臨床発達心理学，ミネルヴァ書房，114-125，2005
4．榊原洋一：よくわかる発達障害の子どもたち，ナツメ社，7-57，2011
5．小山内文：発達障害のある子どもが日常の中で体験する痛み・ストレス看護ケア，小児看護，35（5），へるす出版，594-599，2014
6．仁宮真紀：発達障害のある子どもの家族の苦しみに寄り添うケア，小児看護，37（5），へるす出版，606-612，2014
7．権守礼美：全身麻酔で手術を受ける子どもの看護，小児看護，37（11），へるす出版，1403-1408，2014
8．本多有利子：子どもの術後ケアの概要，小児看護，36（11），へるす出版，1436-1441，2013
9．市原真穂：発達障害がある子どもの術後ケア，小児看護，36（11），へるす出版，1524-1531，2013

Question

以下の記述の中で，正しいものはどれか．〈＊解答は巻末〉

Q1. 自閉症の原因は，両親の間違った躾である．

Q2. 自閉症の原因は，劣悪な育った環境である．

Q3. 自閉症は，他人とのコミュニケーションに障害がある．

Q4. 自閉症は優しく声かけをし，スキンシップを図ることにより意思疎通が促進する．

Q5. 自閉症は，痛みに対して鈍感であるため，全身麻酔では鎮痛剤を少なく使用する．

Q6. 自閉症児は，手術や麻酔の説明の時，横を向いていることが多いので，本人ではなく，家族に対してだけ説明すればよい．

Q7. 手術当日，前投薬が有効であれば，搬送時に抑制しない方が良い．

Q8. 知的障害は，他人に危害を与えることが多い．

☕ コーヒーブレイク

　女性のナイロンストッキングの手触りが大好きな男の子がいました．自宅が葬儀場の向かいで，一日中，二階の窓から黒いストッキングを見ていたといいます．普通，女性の足に触れる行為は違法ですが，彼の場合，手触りを求めているだけで無害なことがわかっていたので，事情が分かっている看護師は，気が済むまで触らせて，落ち着いた入院生活が送れたとのことです．理解がなければ，警察が来て，本人も暴れて，入院加療どころではなかったでしょう．マニュアルを作り，画一的に対処するのではなく，臨機応変に落としどころを見つけて看護や医療を実践することも必要と思います．

　禁句や嫌な音，嫌なにおいの確認は重要です．「早くしなさい」や「何をしているの」という言葉，赤ちゃんの泣き声，電話の音などに過敏に反応し，思わぬ行動におよび，暴れ出すこともあります．手術用着衣も，肌触りが悪く，無理に着せると暴れます．いつものシャツで入室を許可します．緊急時には裁断することがありますから，その許可を得ておきます．また，いつものタオルや縫いぐるみを持っていると落ち着いているのなら，入室時に持参することを許可します．紛失しないように記名してもらいます．

　鶏の唐揚を丸呑みにして食道が傷つき，瘢痕狭窄（はんこんきょうさく）でバルン拡張を要する症例がありました．根治できないので，自然狭窄と拡張処置を繰り返しました．手術室で恐怖を経験すると，次回の入室が難儀するので慎重に麻酔を導入し，恐怖や苦痛を経験せずに再び食事ができる状態にしました．この症例は，再狭窄して嚥下困難になると，自分から親の手を引いて病院へ行こうと意思表示します．病院で処置すれば，また美味しく食事ができることを知ったからです．これは，「学習」というより「結果を知っている」状況です．少しずつ段階をおって「学習」させるのではなく，あらかじめ「結果」を知らせる方策が成功したのだと思います．

　自閉症の子どもたちは，演繹（えんえき）や応用が不得手で，忖度（そんたく）もできない，つまりいわゆる学習能力が低いと言われますが，一方，とびぬけた記憶力や持続能力など，ふつうはできない偉業を成し遂げる能力があります．この世からこの障害をなくしていたなら，だれもかれも宴会で遊びほうけて，発明や発見もなく，いわゆる文明の利器はなかったであろうと言われています．手術室看護師は，手術中の意識のない患者の看護を担当する時間が長いのですが，正確な医療・看護を良く勉強するだけでなく，高い倫理観も身につけて，それぞれ個々の症例に柔軟に対応する能力が求められていると思います．

（重見 研司，青池 智小都）

17章 頻回手術症例

1. 頻回手術症例の総論・概要

頻回に手術が必要となるのは，以下のような場合があります．

① 同じ手術，処置を何度も繰り返す場合（気管狭窄症や食道狭窄症の拡張術，食道静脈瘤などへの内視鏡検査，皮膚・リンパ・血管疾患へのレーザー照射，化学療法中の髄注など）．

② 多発奇形など，違う手術を何回かに分けて行う場合（VACTER連合など）．

③ 同じ疾患の手術だが，何回かに分けて行う場合（複雑先天性心疾患，尿道下裂，口唇口蓋裂など）．

2. 頻回手術症例の手術の特性

頻回に手術を行う場合，手術時期については，出生直後の手術，急がず待機できる手術，年齢や発達段階に応じて行う手術など，乳幼児期から思春期まで幅広くあります．手術目的は，生命に関わるために必要な手術，QOLを改善する手術，精神面の影響を考慮し行う手術など様々です．

手術時には，気道・呼吸器系，心臓・循環器系，中枢神経系，肝腎腸管・腹部臓器系について，いろいろな組み合わせで，1つかそれ以上の問題点を抱えている場合があります．

3. 頻回手術症例の麻酔の特性

出生直後や幼少期から手術が計画され，何度も繰り返すことが多く，低出生体重児を含む新生児，乳児を対象とした麻酔となることが多いことがまず挙げられます．一般的に，呼吸循環管理や体温管理に十分な配慮が必要です．2回目以降の手術では，麻酔記録が残っていることもあり，過去の記録を参考にすると計画を立てやすい側面があります．以前も麻酔担当であったなら尚更計画しやすいのですが，毎回，術前評価をきちんとやり直す慎重さが必要です．年齢や体重をはじめ，どの段階まで手術が進んでいるか，また，受けた手術で改善したこと，合併症などで生じた新たな問題点など，毎回しっかりアセスメントすることが重要です．

頻回麻酔により気管挿管を繰り返し受ける場合，気管チューブによる気道損傷（声門下狭窄など）を起こさないように，細心の注意が必要です．不必要に大きいサイズの気管チューブを使用しないようにします．カフなしチューブであれば，高くても20～30cmH$_2$Oの気道内圧で気管チューブ周囲からリークがあるサイズを選択します．カフ付きチューブであれば，カフがしぼんだ状態で25cmH$_2$O以下の気道内圧でリークがあり，かつ，カフを膨らませた時（カフ圧10～20cmH$_2$O）に，リークがないか最小限のサイズを選択します．概ね，適切なサイズのカフなしチューブより１サイズ小さいサイズ（内径で0.5mm小さいサイズ）となります．適切なサイズの気管チューブを使用することで，頻回に気管挿管を行ったとしても，気道損傷は回避可能です．

　同じ麻酔薬を何回も投与されるので，麻酔薬に対するアレルギーや耐性も問題になることがあります．それほど頻度は高くありませんが，筋弛緩薬やそのリバースの薬剤に対するアレルギー反応は有名です．

　また，頻回手術の場合，ラテックスに曝露される頻度が多いとラテックスアレルギーを発症しやすくなるため，なるべくラテックスフリーの環境下で手術を行うことが重要です．アナフィラキシーショックへの準備，対策も必須です．

　近年，麻酔薬が胎児期や幼少期の子どもの脳の発達に悪影響を及ぼす危険性について，研究が進んでいます．賛否両論があり結論には達していませんが，2016年12月，アメリカ食品医薬品局（FDA）から，３歳未満の幼少期，および妊娠第３期に，複数回，もしくは３時間以上の長時間，全身麻酔薬や鎮静薬を使用すると，子どもの脳の発達に悪影響が出る可能性があると警告が出されました．

　しかし，一方で，外科手術や痛みやストレスを伴う処置を受ける子どもには，麻酔薬や鎮静薬が必要です．さらに，痛みの放置は，子どもの神経系の発達や精神面に有害となりうるので，現時点では，手術の必要性とそういった弊害について主治医と十分相談する必要があります．

　また，年長児では，何度も怖い手術室へ来る恐怖感や，麻酔導入時の吸入麻酔薬の嫌な匂い，末梢静脈路確保の痛み，麻酔後の嘔気，嘔吐，痛みなどへの不安感，嫌悪感を年少時より抱きやすく，精神面へのサポートがより重要です．

4. 頻回手術症例の手術室看護

胆道閉鎖症術後非代償性肝硬変の場合

1）目　的

（1）凝固能低下による術後出血に留意します．

（2）腹水の増強による呼吸抑制に留意します．

（3）薬剤代謝異常による麻酔薬の効果延長に留意します．

（4）患者の思いに沿った治療が行えるように，外科医，病棟看護師，麻酔科医と情報を共有します．

（5）家族が病状を理解し，納得して治療が受けられるように他職種と情報を共有し，支援します．

（6）浮腫による褥瘡の発生に注意します．

2）手　段

（1）術前訪問やカルテから情報収集を行います．

（2）術前訪問を実施します（現在の治療への思い，前回手術時の思いを傾聴する）．患者から思いが引き出せるような環境を作ります．病棟看護師（プライマリーナース）から情報を収集します．

（3）血液検査の結果を確認し，輸血オーダーがある場合は，輸血の準備をします．

（4）円滑に麻酔導入が行えるよう準備し，緊急時にもすぐに対応できる体制を整えておきます．

（5）蘇生措置拒否（DNR）を確認し，麻酔科医と急変時の対応を確認します．

（6）術後訪問で今回の治療に対しての思いを確認します．

3）評　価

（1）術後訪問で今回の治療に対しての思いを本人，家族に確認します．

（2）合同カンファレンスを開催し，情報を病棟看護師と共有します．

（3）褥瘡の発生がないか確認します．

血管奇形の場合

1）目　的

（1）患者の治療に対する思いを確認し，患者の頑張りを引き出せるよう関わります．

（2）患者の思いに沿って，麻酔が導入できるようにします．

（3）硬化療法の薬剤の合併症を把握し，合併症の早期発見と発生時の対処方法について整えておきます．

（4）家族が患者の良き理解者としてサポートできるように，家族の思いや不安を傾聴し，寄り添います．

2）手　段

（1）術前訪問やカルテから情報収集を行います（前回の手術をどのように受け止めているのか．前回の麻酔導入時の様子，術後訪問での様子．怖かったこと，嫌だったことがあったか）．

（2）患者・家族に術前訪問を行います．その際に，医師や病棟看護師，CLS（チャイルド・ライフ・スペシャリスト）など他職種と情報を共有し，患者の発達段階や理解度に応じて説明します．患者に適したプレパレーションツールを用いて，患者自身が持っている頑張りを引き出せるように関わります．

（3）幼児期から治療を繰り返している場合，手術室やマスクのにおい，吸入麻酔薬のにおいを嗅いだだけで気分が悪くなることもあります．そのため，患者の意向を把握し，麻酔の導入方法を麻酔科医と相談します．患者に即した麻酔導入が行えるように介助します．

（4）硬化療法の薬剤がどのくらい使用されたのか，極量を把握した上で，執刀医とコミュニケーションを図ります．薬剤の合併症を早期に発見するために，バイタルサイン，アレルギー症状，尿の溶血反応を定期的にチェックします．

（5）術後訪問で，次に繋がる情報を得た場合には，記録に残し，カンファレンスで共有します．今回の治療に対しての思いを傾聴し，頑張りを労います．

3）評　価

（1）術後訪問で今回の治療に対しての思いを確認します．

（2）麻酔の導入方法が患者に即していたのか確認します．

（3）硬化療法の薬剤による合併症の有無を確認します．

5. 症例提示

1）胆道閉鎖症術後非代償性肝硬変

　日齢134時に胆道閉鎖症（Ⅲ，a1，γ）に対して葛西手術を施行しました．術後１ヶ月ではほぼ減黄しましたが，その後，徐々に黄疸が進行し，非代償性肝硬変と診断され脳死肝臓移植登録を行いました．著名な腹水貯留に対して利尿剤やアルブミン補充を行い，腹腔カテーテルを留置し連日排液を行っていました．状態悪化に伴い移植緊急度が高くなり，脳死移植を待っていましたが，徐々に状態が改善し，移植の可能性が低くなり対症療法が行われていました．

　寛解と増悪を繰り返している間，末梢ルート確保が困難になってきたため，CV挿入および腹腔カテーテル入れ替え術を何度か全身麻酔下で施行しました．その後，徐々に病状の進行があり，肝性脳症はⅡ〜Ⅲ度をきたし，突発的な興奮や夜間せん妄などが認められるようになっていました．MELD（model for end-stage liver disease）スコア25点となったところで脳死肝移植のため転院されましたが，転院先で亡くなられました．

術前看護

　患者の意識レベルが低い場合，意思疎通を図ることが難しい状況があります．その場合は，できるだけ，患者や家族の希望に沿った治療が行えるように他職種と情報を共有します．CLS（チャイルド・ライフ・スペシャリスト）が介入している場合，術前訪問での関わり方や患者や家族の思いをどう引き出したらよいのか共有します．CV挿入や内視鏡的静脈結紮術（EVL：endoscopic variceal ligation）による全身麻酔下での治療が多いため，麻酔薬使用による，全身状態の悪化を念頭に麻酔科医と術前に準備薬などの確認をします．

術中看護

　麻酔導入時，過剰な腹水が貯留している場合，仰臥位になることが困難なことがあります．その場合は，側臥位か座位のままで麻酔導入を行うことがあります．安全に気道が確保できるように呼吸状態に注意します．また，ベッド転落に注意します．麻酔導入前から血圧が低く，昇圧剤を使用しながら麻酔導入をする場合があるため，血圧の変動に注意し，緊急薬の投与が出来るように介助を行います．

術後看護

　手術終了後は，麻酔薬による全身状態の悪化がないか確認します．また，浮腫による褥瘡発

生がないか確認します．患者，家族の疾患に対する思いを傾聴し，手術を乗り越えた頑張りを称え，労います．頻回に行われる手術室の治療でも，患者は「手術室には自分のことを知ってくれている人が多いのがうれしい」と話していました．頻回手術を受ける患者の場合，手術室はつらい治療を行う場という認識ではなく，多くの人にサポートされ安心して治療を行える場であるという認識をもってもらえることが重要です．

2）血管奇形

　症例は，12歳男児．平成16年に出生し，生後5ヶ月で静脈奇形（右腰〜鼠径〜大腿，陰部の皮下，部分的に筋膜上）と診断されています．

- ・1歳〜　　　　レーザー治療開始（局所麻酔下9回，全身麻酔下2回）
- ・2歳〜　　　　全身麻酔下にて硬化療法併用開始
- ・4歳〜　　　　硬化療法中心の治療に移行
- ・5歳4ヶ月　　トイレのシートを破る，玩具をトイレに捨てる，障子を破るなど，治療のストレスと考えられる行動が生じ，治療を一時中断
- ・5歳10ヶ月　本人の意思で治療復帰

　以上，1歳から局所麻酔下の手術9回，全身麻酔下の手術25回に及んでいる症例です．幼児期からの麻酔導入で，体を押さえつけられた記憶から，緩徐導入時に使用するマスクが苦手となり，6歳で行った13回目の硬化療法からは，手術室の入り口でプロポフォールを使用し，入眠した状態で入室する形をとっています．また導入時は，本人の意識があるうちはマスクを当てないように配慮しました．導入方法を変えた6歳以降からは，本人から「頑張れそう」「頑張らなきゃ」などの前向きな発言が聞かれるようになってきています．

術前看護

　この症例のように，何度も手術を受けてきた患者は今までの治療や手術で感じた恐怖がトラウマとして強く記憶に残り，手術室へ入室する際に嘔気・嘔吐などの拒否反応が表出されることがあります．そのため術前訪問において，患者，家族の手術に対する不安や希望を聞き，その時の成長に応じた看護を提供し，柔軟に対応できるように外回り看護師が中心となり関わることが必要です．

　今回の症例のように学童期前期は治療のストレスが問題行動となって表れることもよく見られますが，本人に治療の説明をすることで少しずつ過去の嫌な記憶を乗り越えることができるようになっていきます．このように術前の説明についても，患者本人の成長過程・本人の受け

止めや理解度に合わせた説明を行い，関わっていくことが重要です．

術中看護

　硬化剤の副作用により重篤なショック症状を起こす可能性が考えられます．そのため，術中，ショック症状に注意し硬化剤使用時にはバイタル・サイン（心拍数・血圧・SpO$_2$値）の変動をモニタリングします．また，硬化剤には溶血作用があるため溶血尿が見られないか観察が必要になります．患者入室前に麻酔科医と尿道カテーテル留置の必要性を確認し，尿道損傷に注意し安全に尿道カテーテルを留置します．術中，尿の性状に注意して観察します．

　硬化療法では硬化剤や造影剤，ヘパリン入り生理食塩水など複数の薬剤を術野で使用します．希釈は医師の指示に従いWチェックで行います．見た目は全て無色透明で見分けがつかないため，薬剤間違いがないよう注意が必要です．それぞれ薬剤の容器と薬剤を吸ったシリンジに，薬剤名を表記した清潔なシールを貼付します．また，シリンジは薬剤ごとに色の異なるものを使用します．術野に薬剤を出す時には，医師にも薬剤名を伝え，お互いに薬剤の認識の相違がなく投与されるよう注意します．

術後看護

　術前訪問において患者さんや家族から今回の手術の感想などを聞き，次回の手術に生かしていけるようにスタッフ内で情報共有し改善していくことが重要です．また，患者の頑張った点や前回と比較してできるようになった点について，頑張りを認めて労うことで患者自身や家族に笑顔が見られ，成長につなげていくことができます．何度も手術を受ける患者は，強い恐怖や不安を感じる経験があるとその後のトラウマとなり，次回の手術の際に影響を及ぼすことがあるため，患者・家族とよくコミュニケーションをとり，気持ちを聞いてひとつひとつ対応していくことが，今後の治療への意欲の増進や不安の軽減につながると考えられます．

文献

1）FDA Drug Safety Communication: FDA review results in new warnings about using general anesthetics and sedation drugs in young children and pregnant women. 12/14/2016. (https://www.fda.gov/Drugs/DrugSafety/ucm532356.htm)

Question

以下の記述の中で，正しいものはどれか．〈＊解答は巻末〉

Q1． 頻回手術を行う患者の術前訪問で得た情報は，他職種で共有する．

Q2． 頻回手術を行う患者の術後訪問は，患者・家族が手術に慣れているため，行わなくても良い．

Q3． 頻回手術を行う小児は，成長発達と共に手術や麻酔に対する思いが変化していくことがある．

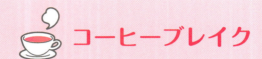

コーヒーブレイク

　手術を受ける患児や家族が少しでも不安な気持ちを軽減できるように，そして，安全に手術が受けられるように手術室看護師として何ができるのか，何をすべきかを考えて，日々看護をしています．そのために，看護師間のみだけではなく麻酔科医や外科医，臨床工学技師，CLS（チャイルド・ライフ・スペシャリスト）などの他職種と情報共有し，連携をはかっています．また，看護師間で日々のカンファレンスのほか，倫理カンファレンスにおいても看護について話し合っています．

　何度も手術・治療を繰り返し受ける患者さんは，恐怖心を強く抱く場合があり，吸入麻酔薬の匂いやマスクなど「何が嫌なのか」限定していることもあります．手術室看護師として，嫌なものを取り払えるように，また，少しでもそのストレスを軽減できるように，前回までの情報や術前訪問時の関わりの中から看護を考え，展開しています．術後訪問でも，頑張ったことへの労いとともに看護を振り返り，次回へ継続できるようにしています．そして，成長に伴って，患児の疾患や治療に対する思いも変わってくるため，その時その時の患児の思いを傾聴して，説明を加え，看護実践に活かしています．

（阿部 世紀，前田 奈美，近藤 美喜，篠原 朋未，長瀬 静香，藤井 遥，森本 奈々恵）

18章

MRI検査

1. MRIの総論・概要

MRI（magnetic resonance imaging：磁気共鳴画像）は，強い磁場によって生じる体内の水素原子の反応を画像化することで，体の断層像を得る検査です．骨に囲まれた部位や軟部組織の描出に優れています．Ｘ線被曝がないというメリットがある一方，大きな音がする装置内に長時間じっとしていなければならず，撮影中に動くと画像は乱れてしまいます．また，MRI本体のある検査室内には強い磁場が発生しているため，磁性体は持ち込めず，もし持ち込んでしまうと，それが患者に当たったり，装置が使えなくなったりするなどの事故が生じます．

実際には，磁性体を身につけていないことを確認して装置上に横になると，ベッドが動き，磁場を発生させるコイルが入ったガントリーと呼ばれるトンネル構造の中に入っていきます．検査が始まると数種類の大きな音が鳴り画像を撮影します．

2. MRI検査の特性

MRI検査中は，一般に成人には鎮静は不要ですが，小児や意思疎通が困難な患者では鎮静が必要になります．大きな音がする，閉所などの理由で恐怖感が強いことや，長時間動かずにいる必要があるためです．手術と異なり痛みはありませんので，鎮痛の必要はありません．

検査中，患者はガントリーに１人になるため，撮影室から患者の状態を看視する必要があります．看視の方法は，カメラまたは直視による目視と生体情報モニター（以下，モニター）があり，鎮静中の患者ではモニター看視も必須となります．通常のモニターは磁性体のため撮影室には持ち込めず，MRI対応の特殊なモニターが必要です．また，万一緊急事態が発生した場合にも，一般的な医療機器は磁性体で持ち込めないため，患者を撮影室の外に連れ出して処置する必要があります．

MRI検査時に鎮静を行う場合，合併症の発生率は7.9％という報告があり，そのうち軽微なものが96％，重篤なものが４％で，重篤な合併症は呼吸に関するものが多いとされています．

3．MRI検査中の麻酔・鎮静の特性

　前述のように，MRI検査では，痛みはありませんが大きな音が鳴る環境で長時間の不動化が要求されるため，特に小児では鎮静が必要になります．鎮静を行う場合，本人からのICは得られないことが多いので，事前に家族にインフォームドコンセント（IC）を行い，書面による同意を得ておき，鎮静時の嘔吐や誤嚥を予防するため，検査当日は食事・水分の摂取時間を制限します．食事は軽食であれば鎮静開始6時間前まで，水分は2時間前までとするのが安全です．

　鎮静の方法は，経口や坐剤による方法と，点滴から静脈麻酔薬を投与する方法があり，麻酔科医が鎮静を行う場合には静脈麻酔薬を使用する場合が多いです．いずれの方法でも鎮静深度が予想以上に浅くまたは深くなる可能性があり，時間経過や併存疾患の全身状態によっては全身状態が悪化することもあるため，末梢静脈路は確保しておく方が安全です．麻酔薬は呼吸・循環に影響を及ぼすため，基本的には全身麻酔中と同じモニター看視が必要です．血圧，心拍数，酸素化を示す経皮的酸素飽和度（SpO_2）の経時的測定はもちろん，換気を示す呼気終末二酸化炭素濃度（$EtCO_2$）も重要です．

　多くの場合，自発呼吸を温存して行われ，特に鎮静が深くなってしまった場合には，上気道閉塞や呼吸停止など呼吸状態の悪化がないか看視します．呼吸状態が悪化した場合，酸素投与，肩枕挿入・下顎挙上，分泌物の吸引などを行い，それでも改善しない場合は，補助呼吸のため患者を一旦撮影室から出して対応することもあります．検査終了後も覚醒までは呼吸状態に注意が必要で，少なくとも完全覚醒が確認できるまでSpO_2はモニターします．

　患者に困難気道や上気道閉塞がある，呼吸状態が悪い，感冒症状がある，分泌物が多いなどの気道不安定要素がある場合には特に注意が必要です．気道不安定要素が重篤であったり，例えば上気道閉塞のある患者が風邪をひいている場合など，複数の気道不安定要素を合併する場合には，鎮静のリスクが高いと考えられるため，リスクが軽減するまで延期するか全身麻酔を考慮した方がよいかもしれません．

4．MRI検査の看護

1）目的（検査の準備）

（1）問診表より情報の収集を行います．

（2）医療者の金属チェックを行います．

（3）安全に検査を受けることができるように，患者の金属チェックを行います．

（4）麻酔科医・放射線技師・病棟看護師・放射線科看護師によるタイムアウトを行います．

（5）モニターの装着を行います．

（6）造影剤の準備，介助を行います．

（7）呼吸・循環など患者の状態観察を行います．

（8）緊急事態に備えた物品・薬剤の配置を確認します．

2）手　段

（1）問診表より体内金属・アレルギーなどの情報を，医師・放射線技師と共有し安全を図ります．体内金属（心臓ペースメーカー，脳動脈クリップ，頭蓋内シャント，人工関節など）がある場合はMRI対応かどうかをチェックします．

（2）医療者もMRI撮影室に入る前に金属探知機を使用し，金属チェックを行います．

（3）検査着に更衣後，金属チェックを行います．ヒートテック®など保湿性の下着（吸湿発熱素材インナー）・ラメの刺繍・化粧・カラーコンタクトレンズ・義歯・補聴器・パウダー増毛剤などに注意が必要です．家族が検査室に入室する場合は，家族の金属チェックも忘れずに行います．

（4）患者の状態を医療者全員が確認・認識します．病棟でのバイタル，感冒症状の有無，最終の食事水分摂取の時刻，MRI禁忌事項などを確認します．

（5）生体監視モニターがMRI対応のものであることを確認し，装着します．

（6）体重，検査によっては造影剤の種類と量を選択し，ダブルチェックを行います．

（7）目視とモニターによる監視を行います．検査中に異常があった場合は，病棟看護師と情報を共有します．

（8）救急カートが近くに配備され，必要な器具が速やかに利用できることを確認します．

3）評　価

（1）安全に検査を行うことができるように，検査中のバイタルが安定していることを確認します．

（2）金属類の検査室への持ち込みを防ぎ，正確な検査が行えるよう，患者が金属を身につけていないことを確認します．

（3）病棟からの持参物品が不足なく準備されていることを確認します（当院では帰室時に使用するモニター，酸素ボンベ，バッグバルブマスクとしています）．

5. 症例提示（実際の流れ）

　当院では図1のようなフローチャートを作成して，麻酔科鎮静MRIの流れを関連部署で共有できるようにしています．また図2のチェックリストを関連部署が用いることで，必要な患者情報の不足が生じないよう努めています．

図1　鎮静MRIフローシート

外来診察	・MRIオーダー ・同意書取得（MRI同意書，麻酔同意書） ・絶飲食指示（検査開始予定時間前　軽食6時間，水分2時間まで） ・入院申し込み（11時入院）
入院	・検査当日の11時に病棟に入院 ・絶飲食確認，同意書がそろっているか確認 ・身長体重測定
検査準備	・主治医により末梢静脈路確保 ・検査着への着替え，MRIチェックリストを用いた確認
MRI搬送	・MRI室より呼び出しの連絡あれば確認 ・麻酔科より指示あれば前投薬内服 ・病棟からバッグバルブマスク，マスク持参
タイムアウト	・病棟看護師からの申し送り，放射線看護師，放射線技師，麻酔科，保護者も参加 ・項目はタイムアウト用紙参照
検査中	・放射線看護師が介助 ・5分毎のバイタルサイン記録 ・モニターおよびカメラと目視による患者状態の確認
検査終了	・病棟からSpO_2モニター，酸素ボンベを持参してベッドで迎え ・検査後病棟への移動が危険と判断されたときは，検査室向かいのリカバリー（外来睡眠導入室）へ移動して麻酔科医立ち合いのもと経過観察
覚醒確認	・病棟で覚醒確認できれば，飲水許可，飲水問題なければ可能なら軽食摂取 ・飲水確認後麻酔科に連絡，末梢静脈路抜針
退院	・麻酔科による診察と退院後の注意点の説明 ・主治医の説明と退院指示
入院継続	・20時を過ぎても覚醒不十分の場合，水分摂取不良の場合は入院継続 ・主治医による入院指示，麻酔科による説明
退院	・翌朝問題なければ麻酔科診察後退院 ・主治医の説明と退院指示

図2 鎮静MRI検査チェックリスト

年 月 日 時間 ( ) 検査項目 ( )
病棟 ( ) ID ( ) 名前 ( ) 年齢 ( )

● 患者入室前確認

□ 準備物品の確認 □ 救急カートの確認

□ MRI検査同意書の確認 □ 麻酔同意書の確認

□ 麻酔器・モニター・輸液ポンプの確認

● 患者入室時確認

1. 患者確認

□ 患者・家族申し出 □ ネームバンド

2. 患者状況の確認

アレルギー □ ある ( ) □ ない

感染症 □ ある ( ) □ ない

シャント □ ある ( ) □ ない

禁忌・注意事項 □ ある ( ) □ ない

前投薬 □ ある ( ) □ ない

末梢静脈路 (, G)

バイタル T ( ) BP ( ) P ( ) SpO2 ( )

3. 持参物品

□ バッグバルブマスク

□ 酸素ボンベ 身長/体重

□ SpO2モニター

まず，外来診察時または入院直後に，主治医によりMRI同意書と麻酔同意書を取得します．検査当日の絶飲食時間を守ってもらうため，最終食事摂取可能時刻を同意書に記載して説明しています．

当院では麻酔科鎮静MRIは午後から行っており，午前中にいったん病棟に入院し全身状態・絶飲食の確認を行ったのち，主治医により末梢静脈路を確保します．検査着に更衣し，必要に応じて麻酔科から前投薬内服の指示があり，検査呼び出しの連絡でMRI検査室へ出室します．

MRI検査室では，前室でチェックリストに基づいてタイムアウトを行い，患者確認やバイタル・同意書類・磁性体の確認を行った後，可能であれば装置上に臥床して鎮静開始となります．家族との分離ができない場合は前室でSpO$_2$モニターを装着して鎮静を開始し，その後，装置上へ移動することもあります．麻酔科鎮静ではプロポフォールを使用しており，年齢が小さい場合や呼吸に不安がある場合などはミダゾラムを併用することもあります．当院では禁忌がない限り肩枕挿入と酸素投与を行っており，酸素化と換気の両方が問題ないことが確認できてから検査を開始します．検査中は操作室からカメラとモニターで患者の状態を看視し，5分毎にバイタルを記録しています．造影検査がある場合は造影剤を投与しますが，その際に麻酔薬がフラッシュされて，自発呼吸が抑制されることがあるので注意が必要です．

検査が無事終了すると，呼吸状態が安定していることを確認して酸素投与・SpO$_2$モニター下に帰棟し，覚醒するまで酸素を投与し，SpO$_2$モニターを装着しておきます．呼吸状態が不安定など病棟への帰室が危険と判断される場合は，操作室の前にある外来睡眠導入室をリカバリー室として使用し，状態が安定してから病棟へ帰室します．

覚醒すると水分を摂取させ，問題がなければ麻酔科に連絡します．麻酔科医が診察し，問題ないと判断した場合，末梢静脈路を抜針し，家族に退院後の注意点などを説明します．さらに，主治医の退院説明後に退院となります．ただし，20時を過ぎても未覚醒で，水分が摂取できない場合は，一泊入院としています．

Question

以下の記述の中で，正しいものはどれか．〈＊解答は巻末〉

Q1. MRIは簡単な検査であり，患者さんの苦痛はない．

Q2. MRI検査中は携帯電話で遊ぶことができる．

Q3. 鎮静中は特に呼吸状態に注意する必要がある．

Q4. 鎮静中は眠っているだけなので，患者さんの状態さえ目視しておけばSpO$_2$モニターは必要ない．

☕ コーヒーブレイク

　MRI検査は「たかが検査」と思われるかもしれません．たかが検査のためにご飯が食べられないなんて，ミルクが飲めないなんて，点滴がいるなんて…え？そんなにリスクのあることなの？？と．確かにMRI検査自体には大きなリスクがありません．しかしその検査を行うために必要な鎮静は，全身麻酔に用いるのと同じ薬剤を用いて強制的な深い眠りに落とし入れ，しかも全身麻酔中と違って，挿管など確実な気道確保はされていない状態であり，さらには気道へのアクセスがかなり難しい…と聞けば，その状態がいかに不安定で，特に気道に関してはいかにリスクの高い状況か，感じていただけると思います．その高いリスクを少しでも下げるため，絶飲食や風邪のチェック，一見過剰にも思われるような多くのモニターや物品を準備して，安全に検査ができるようにしているのです．

（前田 知香，奥谷 龍，小西 良子）

19章

被虐待児

1. 被虐待児の総論・概要

　被虐待児とは，**親や養育者から虐待を受けた子ども**のことをいいます．①身体的虐待（身体に暴行や外傷を与える），②ネグレクト（食事など必要な養育ケアをしない），③心理的虐待（暴言や家庭内暴力目撃で心理的ダメージを与える），④性的虐待（性的対象として扱う）の4つに分類され，親や養育者に傷つける意図がなくても，子どもに有害なら虐待と見なします．最近では，親や養育者の認識欠如や配慮不足などを包括して「不適切な養育（マルトリートメント）」という概念が知られています．

　虐待を受けた子どもは，心身の健康と発達が慢性的・反復的に脅かされ侵されるため，致死的で重篤な外傷（熱傷や多発性の骨折，頭部外傷による硬膜下血腫，胸腹部臓器損傷など）だけでなく，成長障害（低身長・体重増加不良），運動・知的発達の遅れ，心理や行動・人格の精神医学的問題（抑うつ状態，多動・衝動性，心的外傷後ストレス障害：PTSDなど）が起こり，多岐にわたる障害や後遺症が長期に見られます．

　虐待の要因として，養育者側の要因（精神疾患や知的障害，望まない妊娠，被虐待歴），子ども側の要因（低出生体重児，障害などの問題を持つ児），生活上のストレス（経済的困窮，夫婦不和，心理社会的孤立）が密接に絡み合っています．早期発見し，安全な養育環境で身体と精神面の状況を改善するための医療的治療を行うことが重要です．また，虐待を疑った場合は法律に基づき，早期に児童相談所への通告と相談を開始します．市町村子ども家庭支援センター，保健センター，警察，司法などの多機関連携体制を構築する必要があります．

2. 被虐待児の手術の特性

　重度外傷など生命の危険や手術適応所見がある場合は，小児科，救命救急科，脳神経外科，整形外科，麻酔科，看護師，メディカルソーシャルワーカー，心理士など多職種院内**子ども虐待対応チーム**（child protection team：CPT）で対処します．「子どもの治療が最優先，医学的疾患の鑑別や観察のための検査や入院」であることを丁寧に説明して親や養育者の同意を得て，手術や治療

をすすめます.

熱傷ではデブリードマン（焼痂組織切除）や皮膚移植術，臓器損傷では縫合・吻合術や切除術が行われます．頻度の多い**乳幼児揺さぶられ症候群**は，頻回の頭部揺さぶりで硬膜下血腫・くも膜下出血，網膜出血，びまん性外傷性軸索損傷・脳浮腫が生じ，致死率15%，障害が50%以上で残るため，脳神経外科による受傷早期の手術が必要です．また，肋骨骨折，四肢骨幹端骨折の合併が多く，整形外科による固定術を行う場合もあります．

虐待を受けた子どもが，医療行為を虐待と誤解して二次的心的外傷（トラウマ）になることを防止するため，手術前後の不安軽減と治療理解を目的とした，十分な説明とリハーサルや写真使用による体験の構造化などの工夫と配慮が重要です．

3. 被虐待児の麻酔の特性

被虐待児は，予想外のありえない骨折や頭蓋内出血，火傷，外傷などで手術や痛みを伴う処置が必要となることがあります．痛ましいことも多いのですが，医療者として粛々と対処します．静脈確保や緩徐導入時の体動抑制などが新たな虐待として，心的外傷を残さないように，事前に充分に時間をとってよく説明し，質問を全て聞き出して丁寧に答えます．手術室内では手際よくことを進め，術後の鎮痛も充分に配慮します．親から隔離されている場合，偽名を使って入院することがあります．本人確認など手術室入室が通常とは異なる手順になります．

親が輸血を拒否する場合　虐待として親権停止が必要ですが，担当麻酔科医によって対応が異なることもあります．緊急手術の場合は迅速な対応が必要ですから，事前に院内のルールを確認しておき，いつでも児童相談所や家庭裁判所に連絡できる体制を整えておきます．

麻酔科医は，麻酔の依頼に対して機械的に対応するのではなく，各症例の受傷機転や原疾患の重症度，手術の適応や手順など，事前に把握して納得してから麻酔を始めます．そうすることで，最適な麻酔が実現するだけでなく，そうと気づかずに虐待に荷担する，代理ミュンヒハウゼン症候群による無益な手術を防止することもできます．

4. 被虐待児の手術室看護

1）目　的
（1）手術体験を虐待と誤解しないように不安軽減に留意します．
（2）親や養育者への配慮や対応を十分に行います．
（3）全身の観察を注意深く行い虐待の兆候を見逃さないよう努めます．
（4）虐待に関連した子どもの身体の情報を記録に残すように努めます．
（5）虐待に関連した親や養育者の情報も記録に残すように努めます．

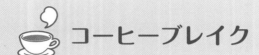 コーヒーブレイク

　代理ミュンヒハウゼン症候群（Münchausen syndrome by proxy：MSBP）は，子どもへの身体的虐待の特異なタイプの1つとして，1977年にイギリスの小児科医，メドウ医師によって発表された症候群です．

　MSBPは，子どもの親（大抵は母親）が医療機関に子どもを連れて来院し，虚偽の症状を訴え，証拠を捏造するなどして，検査や治療を要求する行為です．被害者となる子どもは乳幼児がほとんどです．MSBPのケースの中には，虚偽の症状を訴えるのに留まらず，親が症状を造り出すケースもあります．虚偽の症状は非常に真に迫っていて，医学的にも可能性があるものが多いのですが，一方で医療者は親が嘘を言ったり虚偽の症状をねつ造したりしているなど思いもつきません．そのため，MSBPの発見は非常に難しく，MSBPと診断されるまでに何年もかかる事例もあります．

　MSBPでは，過剰な検査や場合によっては手術の苦痛さえ子どもに負わせることもあります．医療者が図らずも虐待に加担させられてしまうのがMSBPの特徴です．手術を受けた子どもの中で，実はMSBPの被害児であったということが後々発覚することもあります．

　手術室の看護師にはMSBPという極めて特異な虐待があること，知らず知らずのうちにその虐待にかかわってしまうことがあることを知っておいてほしいと思います．日ごろから手術にかかわっていて「何か不自然だ」と感じたことがあったら記録を残すなどしておくことが大切です．偽りの症状による不要な手術は阻止できなかったとしても，後になってMSBPの診断や新たな事例の早期発見に役立つ可能性があります．

〔文献〕坂井聖二：子どもを病人に仕立てる親たち―代理によるミュンヒハウゼン症候群―，明石書店，2003

2）手　段

（1）術前訪問時や病棟看護師と連携し，子どもの発達段階に応じた説明をするなど，子どもが心理的準備を整えられるようにプレパレーションを行います.

（2）術前訪問時など，親や養育者からの訴え（疑問や不安など）をよく聴き，支持的・共感的に対応します.

（3）特に全身の皮膚の状態をチェックし，あざや不自然な傷を見逃しません.

（4）気になる所見がある場合，子ども虐待対応チーム（child protection team：CPT）へ連絡・相談しながら対応（証拠保全のための写真撮影など）します.

（5）親や養育者の話した内容は要約せずに，できる限りそのままの言葉で記録に残します.

3）評　価

（1）手術終了後，手術室での体験をどのように捉えているか，子ども本人もしくは病棟看護師にフィードバックをもらいます.

（2）手術終了後，親や養育者からもフィードバックをもらいます.

（3）虐待が気になった事例について，記録や対応が適切であったか，CPTのメンバーと確認します.

4）子どもの虐待と手術の関係

　子ども虐待と手術の関係について，主に以下の3つの状況が考えられます．1つ目は虐待による頭部外傷（abusive head trauma：AHT）のような，虐待が原因と考えられる外傷などで手術が必要な状況です．2つ目は医療ネグレクトが関係している状況です．医療ネグレクトの具体例として，輸血しなければ命が危ぶまれる手術で宗教上の理由による輸血拒否や，現代の医療であれば良好な手術結果と生命予後が期待され，かつ手術を行わなければ確実に予後不良になる状況での手術の拒治などが考えられます．そして3つ目は虐待とは関係のない病気や外傷で手術を受けた子どもが，偶発的に被虐待児であったという状況です.

　上記の1つ目と2つ目の状況は，限局されたケースのことになりますが，3つ目の状況は，定期手術・緊急手術を問わず手術を受けるすべての子どもに考えられることです．このように子ども虐待と手術の関係は，非常に幅広く多彩です．手術室看護と子ども虐待は決して無関係ではありません．子どもの生命や権利を擁護するため，手術室に勤務する看護師もそれぞれの施設でのCPTの存在の有無やその活動について，日ごろから興味を持ち連携することが大切です.

　手術室看護師が直接的にCPTメンバーの一員として虐待対応をすることは少ないと考えられ

ますが，子ども虐待はどの子どもにも起こる可能性があります．実際に対応が必要な状況になった場合に適切な対応ができるよう，日ごろから準備していく必要があります．

　虐待の有無にかかわらず，手術室での看護について基本的な内容が変わることはありませんが，虐待を見逃さない気づきと，気づいた後の対応が必要です．衣服で隠れる部分の新旧混合するあざ，タバコを押し当てられた火傷の跡，境界線のはっきりした火傷などは虐待による可能性が高いです．

　虐待対応についての日ごろからの準備として以下のことが挙げられます．

1．所属施設のCPTの存在の有無と活動内容および構成メンバーなどの確認．
2．虐待を見逃さないためのチェックリストの作成．
3．手術室で虐待を疑わせる状況があった場合の対応の手順の作成と確認．
4．手術室での輸血拒否などの事態に対応するための手順の作成と確認．
5．子ども虐待の理解を深めるための勉強会の開催や参加．
6．気になった事例の内容や対応の共有．

コーヒーブレイク

　児童虐待は増加の一途をたどり，平成27年度はとうとう児童相談所の対応件数が10万件を超えてしまった．こうした虐待により命を落とす子どもがいるという痛ましい事実を，多くの人が知っていることだろう．しかし何とか虐待環境を生き延びた子どもたちであっても，他者と愛着を形成する上で大きな障害を負い，身体的および精神的発達に様々な問題を抱えているのである．その上，児童虐待によって生じる社会的な経費や損失が，2012年度で少なくとも年間1兆6千億円にのぼるという試算も発表された．児童虐待が子どものこころに与える影響だけでも重大であることはもちろんだが，その負債は確実にわが国全体を覆いつつある．もはや，個人の問題ではなく社会全体の問題である．

　これまでの研究から，小児期の被虐待経験が脳に及ぼす影響，例えば激しい体罰による前頭前野の萎縮，暴言虐待による聴覚野の拡大，性的虐待による視覚野の萎縮，両親間のDV目撃による視覚野の萎縮などが，明らかになってきた．児童虐待の被害経験が脳に及ぼす数々の影響を見てみると，人生の早い時期に幼い子どもがさらされた，想像を越える恐怖と悲しみの体験は，子どもの人格形成に深刻な影響を与えずにはおかない．子どものこころの発生や発達，しくみなどの解明にはいまだ問題が山積しているが，こうした研究成果から一連のエビデンスが出てきている．これらの理解によって，大人が責任をもって子どもと接することができる社会を築き，少しでも子どもたちの未来に光を当てることができればと願っている．

子どもの虐待は子どもの命を脅かす小児期の重篤な疾患といえます．再発率も高く，見逃せば重症化します．そして，虐待者を特定して懲罰を与えれば解決するものでもありません．看護師の気づきを大切にして，何か変だと気づいたらチームで連携し，子どもを守るための行動を起こすことが必要です．

5．症例提示

症例は生後2ヶ月の男児で，今回，硬膜下血腫の血腫除去術を受けることになりました．体重は3,500gです．男児は自宅で「激しい痙攣発作を起こした」という，母親からの連絡で救急搬送されました．検査の結果，痙攣は硬膜下血腫によるものと判明し，血腫除去のための緊急手術が行われることになったのです．

硬膜下血腫の原因の多くは外傷性であり，寝返りもうてない生後2ヶ月の赤ちゃんに自然に発症する疾患ではありません．硬膜下血腫が診断された時点で，強く揺さぶられたことが原因と考えられる，虐待によるAHTが強く疑われました．男児は30代の母親の第1子で父親はいません．母親は「気が付いたら痙攣していた．痙攣の原因で思い当たることはない」と話しています．「助かるんでしょうか？」と涙を流しながら手術の説明をした医師に質問する場面も見られました．

男児の硬膜下血腫は量が多く，手術は困難になることが予想されました．また，今後，様々な後遺症を残す可能性も指摘されています．

術前看護

CPTと連絡を取り合い，対応について相談します．男児の全身状態を注意深く観察し，あざなど外表に異常がある場合には写真撮影を行います．虐待対応のチェックリストやマニュアルがあればそれに沿って対応していきます．

母親に対しては，男児の虐待に対する加害者であると疑われますが，わが子が生命の危機に瀕している母親であることに変わりはありません．つらい思いを傾聴し，ねぎらうことが必要です．虐待の加害者であれば後々，刑事罰の対象になりますが，手術室看護師にねぎらってもらったり共感してもらったりした体験は，将来的に母親が自分のしたことと向き合い，立ち直っていく過程を助けることになるかもしれません．

術中看護

　基本的な看護は血腫除去術についての一般的なものと同様です．体重3,500gの乳児ですので，バイタルサインの変動には特に注意してモニタリングしていく必要があります．母親に対しては，精神面の援助を考慮し，手術終了時間の目安や，男児の状況など，受け持ち看護師と連携し情報を提供していきます．

術後看護

　病棟看護師やCPTと連絡を取り合い必要な対応をしてきます．母親と話した内容などは，できる限り母親の言葉をそのまま正確に記録するようにします．看護師が自分の言葉に置き換えたり，話の内容を要約したりすることのないようにします．特に男児の受傷機転にかかわる内容などは非常に重要です．虐待事例では受傷機転に関連した内容について，誰かに話すたびに異なってくることがよくあります．重大な身体的虐待の事例で，看護師の記録は裁判での重要な証拠になります．

　虐待事例として証拠を正確に残すことは重要ですが，母親に対して看護援助を提供することもまた同様に重要です．術後も手術室看護師が男児の様子を気にかけてみに行くことは，母親への援助にもつながります．

参考文献

1）日本小児科学会：子ども虐待診療手引き第2版，2014．（https://www.jpeds.or.jp/uploads/files/abuse_all.pdf）
2）日本子ども虐待医学会 公認マニュアル：一般医療機関における子ども虐待初期対応ガイド（http://jamscan.jp/manual.html）
3）奥山眞紀子（主任研究者）：CPT（Child Protection Team）マニュアル，厚生労働科学研究費補助金（子ども家庭総合研究事業）虐待対応連携における医療機関の役割（予防，医学的アセスメントなど）に関する研究分担報告書．日本子ども虐待医学会公認マニュアル（http://jamscan.jp/manual.htmlよりダウンロード）．
4）白石裕子：子ども虐待概論，小児看護，へるす出版，38（5）：536-539，2015
5）坂井聖二：障害，私の出会った子どもたち〜小さな星たちの記録〜，CCAPブックスNO.8，48-60，2006

Question

以下の記述の中で，正しいものはどれか．〈＊解答は巻末〉

Q1. 問診は児童虐待の診断に有用である．

Q2. 被虐待児は，手術して治癒すればそのまま帰宅させてよい．

Q3. 被虐待児には硬膜下血腫が認められることがある．

Q4. 被虐待児を診察した場合，全身骨X線撮影を行うべきである．

Q5. 被虐待児への手術の説明は同年代の子どもよりも短時間でよい．

コーヒーブレイク ～加害親への対応は？～

　子ども虐待はとても痛ましいことです．わが子を虐待した親が目の前に現れた場合，私たち医療者も少なからず動揺します．加害親と思うとついつい態度がとげとげしくなってしまったりもしますが，たとえ親自身がその怪我の原因であったとしても，傷ついたわが子を心配する気持ちは他の親と変わりません．不思議に思うかもしれませんが，子どもを傷つける行為は，子どもに愛情がないから生じるわけではありません．多くの場合，加害親も様々な困難や問題を抱えながら，子育てに行き詰まり，子どもを虐待する行為に至ってしまうのです．

　手術室の看護師と子どもの親との接点はかなり限られています．手術室の看護師がそうした親とかかわる際，決して上から目線で指導的にかかわることなく，親身に，できる限り聴き手に徹し，親の話を引き出すようにかかわってほしいと思います．子育てに困難感をかかえ，わが子の状態を心配している親なのです．親自身も看護援助を受ける対象です．親の困難感を否定せず，親の大変さに共感してください．看護者に自分の話を共感的に聴いてもらえた体験は，その後，親が立ち直り，子どもとの関係を再構築していく時，その作業を助けることにつながります．

（友田 明美，重見 研司，白石 裕子，滝口 慎一郎）

20章

手術を受ける障がい児・者の家族の看護

1. 手術を受ける障がい児・者の家族の看護

　患児が手術を受ける時期によって家族への対応が異なります．急性期の親の受容過程は，ショック，否認，悲しみと怒りの段階にあります．看護師は，医師からの患児の病状や手術の説明に対する親の理解度を確認したり，落ち着いてから読めるような資料を渡したりすることが大切です．慢性期の親の受容過程は，適応や再起の段階であることが多いです．手術が必要になるとショックや否認の気持ちが再度生じ，両面を持つ螺旋状の過程をたどると言われています．そのため，これまでの生活の中で親が大切にしていることを尊重した看護をすることが重要です．

　身体拘縮や変形の強い患児に対しては，関節可動域を術前に親に確認します．これは麻酔薬の影響により緊張がとれ，通常以上に関節可動が大きくなることで術後の痛みが生じる場合があるため，親にも計画に介入してもらい親とともに確認する必要があります．

　言語での意思疎通が困難な患児の場合，感情を表出する特定のサインや親にしかわからない，わずかな変化があります．患児の特徴を確認し，非言語的コミュニケーションをとるように心掛けることが重要です．

　発達障害や精神障害を持つ患児の場合，普段と異なる場所ではパニックを起こしやすくなったり，患児特有のこだわりやペースがあったりします．それぞれの患児の特徴，性格，生活習慣を術前に本人や親に確認して，慣れない空間に落ち着いて入室し，麻酔導入を行えるよう配慮します．

　気管切開や人工肛門を造設する患児の場合，親や患児は大きく変化するボディイメージを想像することが難しいです．手術室看護師は親や患児の理解度を把握し，パンフレットなどを用いて，術後の具体的なイメージができるよう説明していく必要があります．そして，親や患児が手術に対し向き合っていけるよう多職種と協働し支援します．また親は患児に傷を作ってしまうことに落ち込み，手術という選択が正しいのか悩む場合があります．親の思いを傾聴し，決定を支えていくことも重要です．

2．父親・母親

　障がい児の受容過程における父親と母親の違いについて述べます．

　母親は，児の障害に対し自責の念や罪の意識を感じています．これは，出産した自分自身に責任があると感じてしまうことや母性によるものと考えられます．看護師は母親の不安定な心理状態を理解し，丁寧な説明や親身な対応が求められています．

　父親は，母親のような自身を責める感情ではなく，障がい児のみを否定するような感情を持つことがあります．その一方で，母親を支えようとする感情も生じます．さらに社会に対する役割も担わなければならないことから，自身の感情を表出する機会が少なく，自己の中で解決しなければならない状況となります．看護師は，父親の大変な思いを受け止め共感すること，感情を表出できる環境を提供すること，父親が悩んでいることへの助言を行うことが必要とされています．

3．同胞

　患児が手術を受けるために入院することは，両親だけでなく同胞の生活にも大きな影響を及ぼします．両親は患児の病状を受け止めることに精一杯となり，患児優先の生活となってしまいがちです．同胞の患児の病気に対する捉え方は，実際の病気の重症度ではなく，家族の対応や雰囲気から判断しており，家族の心理的影響を受けやすいと言われています．同胞は，寂しい思いをしたり甘えたい気持ちを抑え我慢したりします．さらに，障がい児への周囲の理解不足によりつらい経験をする反面，障害への理解や思いやりが育ち，障がい児と助け合う関係性を築くことができるようになります．

　看護師は，患児の入院中，同胞がどのように過ごしているのか，生活環境の変化や患児の入院についてどのように理解しているのかなどの情報を集め，同胞と家族をつなぐ役割を果たし，同胞が孤立してしまわないよう援助していかなくてはなりません．

4．祖父母・親戚

　患児のキーパーソンは親の場合がほとんどです．しかし，親が児の障害を受容できず育児を放棄し施設へ預けてしまうケースや，父母どちらかの死別や離婚により片親と祖父母という家族構成になるケースなど，さまざまな家庭環境が存在します．患児を養育するキーパーソンが祖父母や親戚であることも少なくありません．

また，キーパーソンでなくても患児が入院することで祖父母や親戚が患児の同胞の養育をすることもあり，身体的，精神的負担が大きいことも考えられます．障がい児の生活環境にはさまざまな背景があることを理解し対応する必要があります．

5．症例提示

1）母親のいない患児の家族看護

　15歳，女児．病名は虫垂癌および身体表現性障害です．腹痛が続き，開腹手術を受け上記診断となりました．その後，骨盤内臓器亜全摘術，人工肛門造設術を受け，化学療法を行い寛解となりました．今回，人工肛門閉鎖術が予定されました．本症例は精神的ストレスにより過換気症候群の症状が見られ，現在は精神科医などの治療を受けています．虫垂癌であることや今後の治療方針について主治医より本人へIA（インフォームドアセント）が行われており，本人なりに病気や手術に対し理解しようとしています．患児は両親の離婚後，父親・父方祖父母・妹と同居しており，キーパーソンは祖母です．

術前看護

　本人は主治医より自身の病状について説明を受けています．しかし，父親や祖父母の希望により本人が前向きに生きていけるよう予後など伝えられていませんでした．本人へのIAと家族へのIC（インフォームドコンセント）が異なるケースです．そのため，本人へのIAの内容を事前に確認してから，術前訪問に行きました．そして家族の意向も尊重し，病棟と手術室での統一した情報共有を行い，家族の安心感や医療者への信頼につながるように援助しました．

　患児は病棟看護師に，「手術室へ行くと嫌になってしまう」など，手術に対する不安を表出していました．しかし，実際に手術室看護師が術前訪問に行くと，手術に対する不安の訴えは聞かれませんでした．手術室看護師は，本人や家族と接する時間が多い病棟看護師や医師などのスタッフと情報を共有し連携して，本人や家族の言葉や表情の奥に潜む思いに意識して関わるよう心掛けました．

　本人にとって，祖母は母親的役割も担っていると考えました．人工肛門造設後のケアは祖母が行っており，日常生活援助も行わなければならず，身体的な負担があると思われました．また，祖母は思春期の女児の複雑な情緒を理解できず，精神的負担が大きいと考えられました．しかし患児を支えていくという使命感もあり，自身の感情を表出する機会は少ないと思い，術前に祖母が気持ちを整理できるような環境を整えました．そうすることで本人の手術への不安が

軽減され，心の安寧につなげることができました．

術中看護

　本症例は手術に対し不安を抱いており，手術室入室時に不安が増大し過呼吸を起こす可能性がありました．手術に対する不安を少しでも取り除き，落ち着いて手術室へ入室できるよう計画しました．

　術前訪問時，麻酔導入方法について尋ねると「点滴からの麻酔は効かないから，マスクがいい」，「CDをかけてほしい」という希望を聞くことができました．本人の希望に沿った方法をとることで，不安を訴えることなく落ち着いて麻酔導入を行うことができました．家族は落ち着いて入室する本人の様子を見ることで，患児を安心して手術に送り出すことができ満足したと思われます．

　また手術室の受け持ち看護師は毎回異なります．しかし，受け持ち看護師が違っても，これまでの手術時の情報を共有し継続した看護を提供することで，Aさんと家族の安心につながったと考えます．

　家族にとって手術中は，精神的ストレスが大きく現実よりも長く認識される傾向にあると言われています．そのため，手術室看護師は予定時間を超過した場合には，手術の進行状況を家族に伝えるなど不安の緩和をはかるためのケアを提供することが求められます．今回の手術は予定どおり行われ，本人が病棟に帰室した時に家族に予定どおり終了したことや本人のがんばった様子などを説明しました．

術後看護

　術後訪問では，本人の手術の際の頑張りを労いました．次回の手術時にも前向きな気持ちを持つことができるよう，本人が行った行為を褒めることで自己効力感を高めるよう心掛けました．

　麻酔導入は本人が希望した方法で，落ち着いて行うことができました．家族からも不満の訴えは聞かれず，今回の麻酔導入方法は本症例に合っていたと評価できます．このように複数回手術を行う患児は，1度恐怖や不安を感じると，その後の麻酔導入や手術に大きな影響を与えます．そのため，安心して麻酔導入，手術を受けられる計画を立案し，次回の手術時にも継続した看護を提供して，本人と家族との信頼関係を構築していく必要があります．

定義

・急性期：患児の障害の診断後，すぐに手術などの治療が必要となる時期.

・慢性期：患児の病状が安定しており，身体機能の維持・改善を目指すために，手術などの治療が必要な時期.

・IA（インフォームド・アセント）：これから実施する行為などについて，医療従事者が子どもに理解できるようわかりやすく説明し，その内容について子どもの納得を得ること.

参考文献

1．Drotar D, et al: The adaptation of the birth of an infant with a congenital malformation: a hypothetical model. Pediatrics 56（5）: 710-717, 1975

2．中田洋二郎：親の障害の認識と受容に関する考察─需要の段階説と慢性的悲哀─. 早稲田心理学年報 27号: 83-92, 1995

3．庄司理沙ら：手術終了を待つ患者家族への看護─病棟看護師の役割について考える─. 名古屋市立大学病院看護研究集録 2013: 30-33, 2015

4．泊裕子：病児のほかにきょうだいのいる家族への看護. 野嶋佐由美ら（編集），日本看護協会出版会，pp34-44, 2012

Question

以下の記述の中で，正しいものはどれか. 〈＊解答は巻末〉

Q1. 母親は児の障害に対し，自分を責める感情を持つ.

Q2. 母親が児の障害を受け入れるためには，父親のサポートは必要ない.

Q3. 障害児の同胞は，自身の生活に様々な影響を受ける.

Q4. 手術室看護師は，障害のある児の親から情報収集する必要はない.

Q5. 手術室看護師は，親が児の障害や手術の必要性について，どのように受け止めているのか確認する.

（池田 裕美子，奥山 克巳）

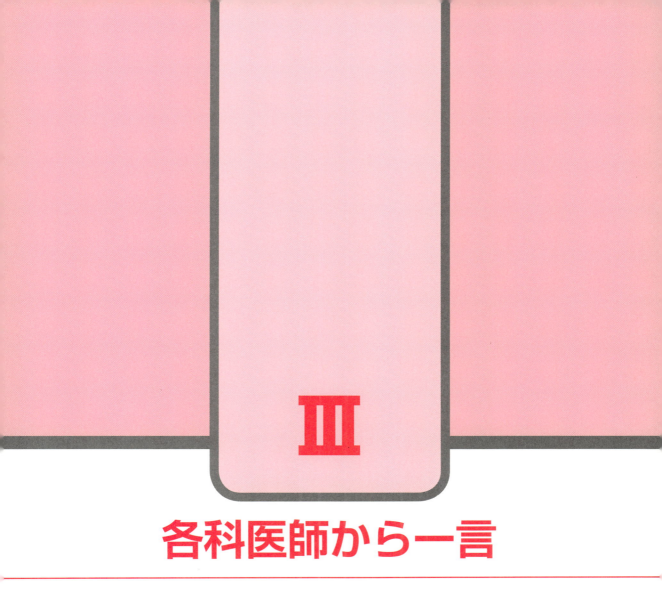

III 各科医師から一言

1. 小児神経科から

　口鼻腔や気管カニューレの吸引や人工呼吸管理，経管栄養をはじめとする医療行為であり，かつ日常生活に必要な援助行為を医療的ケアと呼びます．医療的ケアを受けながら在宅生活へ移る小児は年々増加しています．先天異常や新生児仮死，超早産などで新生児期から集中治療が必要だった赤ちゃん，あるいは内臓疾患や外傷，急性脳炎・脳症などで重い後遺症を残した子どもたちは，医療依存状態から脱することができず，慢性的に医療的ケアが必要な状態へ移行します．

　一方，筋ジストロフィーや進行性の神経疾患のように時間とともに病状が悪化する疾患，あるいは脳性麻痺のように疾患自体は進行しないものの加齢による身体変形や機能低下のために，人生の途中から医療的ケアが必要になる場合もあります．医療的ケア児は重度の障がい児と思われがちですが，気管狭窄に対する気管切開や短腸症候群に対する中心静脈栄養のように，知的障害も運動障害もない医療的ケア児も増えており，従来の障害児福祉の枠組みでは支えきれず大きな問題となっています．

　重度の脳性麻痺児の中には，思春期ごろを境として摂食嚥下障害や呼吸障害といった機能低下が進行し，栄養障害，反復性誤嚥性肺炎，上気道狭窄や換気量低下による呼吸不全などを生じるケースがあります．その場合，本人の苦痛や家族の負担を軽減して安定した在宅生活を送るために医療的ケアが必要となります．しかし，長年必死になって養育してきた家族にとっては，たとえ明らかに不安定になってきているとしても，機能低下の現実は受け入れがたいものです．さらに，多くの家族が気管切開や胃瘻造設といった「身体に穴をあける」処置を我が子に施すことへの強い拒否感を持っています．数年にわたって体調不良を繰り返し，ときには人工呼吸管理が必要なほど肺炎が悪化することもあり，説得を繰り返してようやく手術に同意することもしばしばです．

　医療的ケアのための手術は気管切開，胃瘻・腸瘻造設，中心静脈カテーテル挿入などの小手術が多く，手術室の看護師にとってはあまり注意を惹かないものかもしれません．しかし，家族にとっては，悩んだ末，ただ延命のためではなく，よりよい生活の質のためにと決断した手術です．そして手術を受けたらそれで終わりではなく，その後も長い長い医療的ケアの生活が待っているのです．術前術後にベッドサイドを訪問するときには，それぞれのご家族の物語に耳を傾けてみてください．

（丸山 幸一）

2. 小児内科から

　皆さんはダウン症候群など，「何とか症候群」という子どもの手術に関わった経験があると思います．小児の症候群は染色体や遺伝子の変化による疾患が多く，様々な先天的な異常を伴う場合は外科的治療が必要になります．そのために染色体異常症や遺伝子疾患というと，極めて特殊な重篤な疾患という印象を持つ人もいるでしょう．多くは稀な疾患で情報が少ないのですが，それらに対する看護は実際に特別なものでしょうか．

　ヒトゲノムには2万以上の遺伝子があり，私たちひとりひとりの髪の色や目の色，体の形，おそらくは性格の一部も，遺伝子の違いによると考えられています．遺伝子は見た目の違いだけではなく，性格や気質，体質にも影響を与えています．遺伝子と体質の関係が明らかになると，その人の健康管理や日常生活において参考になる情報が増えます．例えば，大学生が入学後に，急性アルコール中毒を防ぐためアルコール耐性のチェックを受けることも，広い意味で遺伝学的検査です．

　染色体異常症や遺伝子疾患の人に対する医療もこれと同じです．例えばダウン症の子の全身麻酔時の移動には頸椎保護を留意します．これはダウン症の子は頸椎の不安定性があることが明らかになっているからです．ある症候群の子は温痛覚を感じにくいことが知られているので体温管理に留意します．このように，遺伝子の違いを持つ人の情報が集積されると，その疾患に関する注意点が明らかになるのです．幸いインターネット上では様々な疾患情報が提供され，遺伝子情報からその疾患に必要な注意点を調べることができます．

　では，まだ原因が特定されていない，多発先天異常や知的障害の子はどうしたらよいでしょう．情報がない場合，結局はその子を十分に観察してその子の特性を知り，個々に最善の対応をする他ありません．そのようにして記録した個々の詳細な情報は将来，原因遺伝子が明らかになったとき，新たな健康管理指針として次世代に役立つでしょう．

　染色体異常症や遺伝子疾患の医療は，何か特殊な難しいことをしているように思われることが多いのですが，実際には個々の子どもを丁寧に見て記録し，考える．そして情報があれば調べるという，極めて基本的なことをやっているに過ぎません．皆さんがこれから先に，もし多発先天異常や知的障害を持つ子どもに関わる機会があれば，丁寧に見て，聞いて，関わって，子どもからいろいろな事を学んでください．きっと，あなたが子どもを理解する力はそれによって，一歩ずつ向上するでしょう．

（水野 誠司）

3. 内科から

　障がい者の「ノーマライゼーション，地域移行」が言われる昨今ではありますが，このような事情の中で近年大きな課題となっているのが「小児科からのキャリーオーバー症例をどのように見ていくか」という命題です．小児期発症の心身発達障害のある人も年齢を重ねるとともに様々な疾患を合併してきます．悪性腫瘍や一般的な外科疾患などでは地域の一般病院の協力なくして安心できる日々の生活は望めません．一方で健常な成人を対象とする一般内科医師の視点から考えると，重症心身障がい児・者や重度の自閉症の皆さんへの医療というのは，薬物投与は「体重あたり〇〇/kg」で発想するとか，言うことを理解されない患者さんに対して時には気長に優しく触れ合いながらも「隙を見てすっと」所見をとるとか，お母さんの愚痴にも結構根気強くお付き合いするなど，やはりこれまでの経験とは異なるノリがあります．障害のある患者さんは20歳を大きく過ぎても「今なお発展途上」という方も数多く居りますので，そういう驚きと楽しみはこの病院に赴任して初めて教えられました．固定観念や従来の思いに縛られず，しなやかに，人それぞれのカルチャーの違いといったものを認め合うことが大切だと感じております．

　近頃では「医療ネットワーク」という言葉が良く聞かれますが，障がい児・者の地域の基幹病院の受け入れには未だ多くの課題があります．これには医療経済上の問題（コストパーフォーマンス）やコメディカルも含めた基幹病院個々の様々な事情も関係すると思われます．以前に私どもが行った各病院へのアンケート調査でも「病院全体として障がい児・者を診る」という組織内でのコンセンサスがとても大切だと考えられました．

　一方で，当院で研修をした若手ドクターからは「教科書でしか今まで見たことのない症例ばかりで驚きの連続」「大人の小児麻痺（CP）が結構多い．世の中には結構，障がい者が多いんだと思いました」「こばと学園（重症心身障がい者施設）での様子には驚きました．寝ておきている」「同じ障害のある人の母親でも，NICU入院中の親と年をとった障がい者の母では雰囲気が違うと感じた（成人の方は，一線を越えている感じ）」などの素直な驚きの声も聞かれます．

　しかし，大抵の医師もコメディカルの皆さんも障害医療に前向きな気持ちが伝わり，我々としては大変心強く感じております．そこで本書のような「障がい児・者への医療実践に役に立つ，経験に裏打ちされた現場からの情報発信集」が，一般医療機関での障害医療に取り組まれる方々にとって大変有用な糧になるのではないかと期待しております．

（吉田 太）

4. 児童精神科から

〈オーダーメイドの手術室看護を〉

障がい児・者，なかでも様々な行動上の問題を持つ方が，安心して手術を受けられる病院は，残念ながらまだ多くありません．そして最近の障害に関する診断基準の整備とスクリーニング体制の充実で，これまでに考えられていたよりも遙かに多くの人達が，自閉スペクトラム症や注意欠如多動症をはじめとした発達の障害や知的な障害を持っていることもわかってきました．

最近の研究によると少なくとも2％の人達が自閉スペクトラム症の厳密な診断基準を満たし，またその特性の一部を共有している人は5～10％もいるのではないかと言われています．自閉スペクトラム症の特性に対する配慮は，必ずしも診断が確定した限られた一部の子どもだけの問題ではないのです．

最新のアメリカの自閉スペクトラム症の診断基準（DSM-5）には，彼らの持つ感覚の極端な敏感さ，時には鈍感さが正式に取り入れられることになりました．またとても優れたエピソード記憶力を持つ子どもも多く，本人への適切な情報提供や配慮がなされない場合などでは，医療処置への拒否感がどんどん強くなり，医療の提供が困難になっていくことも少なくありません．

自閉スペクトラム症の子どもや大人に限らず，発達の障害を持つ人達の障害の現れ方は本当に様々です．彼ら特有のものの見方や感じ方，たどりやすい思考の道筋などを理解した上で医療を提供することが必要です．しかも同じ診断名の人が全く同じものの見方や感じ方をしているとは限りません．それぞれの人の得意なことや苦手なこと，好きなものと嫌いなものについて情報収集し，オーダーメイドの看護を提供していくことで，医療の実施がスムーズとなり，何よりも将来の医療処置に対する拒否感を強めないことが可能になるかもしれません．

こうした人達への対応は，たいへん手間暇のかかる看護になるのですが，今日の処置への納得や安心は，その後の一生に渡る医療への信頼感に繋がります．できれば人生の早い時期に医療への基本的な信頼を確立し，必要な時に必要な医療が受けられる状態を保つことが望まれます．このような安心できる障がい児・者医療を提供できる手術室や病院が，日本中に少しでも増えてくることを願ってやみません．本書を読まれた方々がその中核を担って下さることに期待しています．

（吉川 徹）

5. 小児外科から

〈患者に寄り添う〉

　患者の立場になって考える機会を得た.

　先日，大腸内視鏡検査を受けた.　検査前日から低残渣食（レトルト粥とポタージュスープ）のみを摂取し，下剤（錠剤）を内服.　検査当日は朝からニフレックなるもの（下剤）をコップ1杯（約180mL）ずつ15分毎に飲む.　4杯目辺りから排便が始まり，1リットルほど飲むと下痢便からほんとに水様便になってきて，さらには，尿と間違えるくらいのきれいな黄色透明な状態になる.　家を出て病院に着く.　落ち着かない.　診察券（カード）を自動改札機に通すと，バーコード入りの紙が排出されてくる.　これはルーティーンなので，少し落ち着く.　先日説明を受けたとおりに，血圧を測って，処置室のナースに声をかけると，「ちゃんと言われたことをやってきましたか」と聞かれた.　何か老人扱いされたような　しかも「上から目線」の言葉にちょっとムッとしつつも，「はい」と答える.　次に放射線科のほうに行くように言われ，受付をする.　「17番の部屋の前で待っていてください」と言われ，ベンチに座る.　ドアが開き「加藤さん」と呼ばれ中に入る.　「ここで，検査着に着替えて待っていてください」お尻のところだけが開いた半ズボン（紙製）を穿く.　なにやら股の辺りが涼しくて頼りない.　だんだん心細くなる.　「では，こちらに来てください」と看護師さんがやさしく内視鏡室に案内してくれる.　検査台に横になる.　酸素飽和度のプローベと自動血圧計が装着される.　まな板の鯉だ.　「こんにちは，それでは検査を始めます」あっ，初診の時に説明してくれたやさしい先生だ.　「時々，おなかが痛いかもしれませんけど，痛かったら言ってくださいね」先生は内視鏡のエキスパートだ，すべて任せよう.　肛門に局麻と思われるゼリーを塗り，スコープが挿入された.　あれっ，思ったほど痛くない.　時々鈍痛はあったが，15分くらい経ったと思われる頃「盲腸まで行きましたので，これから空気を入れて観察しながらスコープを抜いてきますね」と言われた.　途中，「ポリープがありますので取っておきますね」「お願いします」ポリペクトミーは手際よく助手と連携して行われた.　すべてが無事に終了した.　着替えて，隣の部屋でディスプレイに写し出された腸内の写真を見ながら説明を受けた.　やり遂げたことと大きな病変がなかった安堵感でぐったり.　大腸内視鏡検査ですらこの緊張感なのだ.　通常の手術となればどんなであろう.

　普段の自分は患者さんにこんな安心感を与えているだろうか.　患者は無防備であり，やっぱり弱者である.　言いたいことも言えないのが現実だ.　患者に寄り添い，不安な気持ちをほぐしてあげたい.　患者の味方になる人は看護師である.

（加藤　純爾）

6. 整形外科から

〈医は仁術，看護も仁術〉

手術室で行われること，それは先週のテレビドラマで見た緊迫したあの手術シーンと同じ…わけではありません．手術室で働く我々にとっては日常茶飯事のことでも，患者さんやその家族にとってはやはりブラックボックスで，親御さん（さらに，じじばばが来院されることもありますが…）にとっては，手術室に入った我が子がどうなるのかはとても心配なことでしょう．最近は，小児の手術の際に麻酔がかかって患児が眠るまで，家族が立ち会うことのできる病院もあるようです．

この4年間に本院整形外科で手術室を利用した患者さんの年齢を見ると，4～6歳，7～9歳がそれぞれ4分の1を占めていました．幼稚園から小学校低学年くらいの最も不安を感じやすいであろう年齢のお子さんが半数だったことになります．疾患によっては，何度も手術を受ける必要のあるお子さんもいます．また私たちの病院では，手術以外にも処置や検査を行うために麻酔をかけてもらうこともあります．なかでも最近は，ボツリヌス注射のために手術室を利用する患者さんが多くなっており，この難しいお年頃の患者さんたちの利用率を押し上げる要因になっています．この多感なお年頃の患児が，親と離れるときから麻酔の導入までの不安をいかに取り除いてあげられるかは，小児看護の大事な役割となることでしょう．

整形外科の手術は機能向上を目指すことが多いので，親御さんにとっては手術の内容だけではなく，術後のリハビリがどうなるのか，いつまで治療が必要なのか，手術をしたら健常児と一緒になるのかなど心配は無限にあります．障害を抱える患児では将来像のゴール設定をしたうえで，成長に伴う変化予測もふまえた治療戦略をお話することになりますが，親御さんにとっては主治医からある程度の説明を受けても，すべての心配が解決されるわけではありません．そのうえ脳性麻痺の患者さんなどに対しては多部位手術を行うことが増え，朝から夕方までかかることも少なくありません．ご両親の心配はますます大きくなってしまいます．子供を心配して不安になっている家族にとっても，看護師の言葉に癒やされることは少なくないはずです．

看護技術や手術手順の理解はもちろん大事ですが，手術の目的や術後の患者さんの様子なども理解していただき，自信を持った説明で患児とその家族に安心を与えられるような存在であってほしいと思います．

（伊藤 弘紀）

7. 脳神経外科から

〈病気を診ずして病人を診よ（高木兼寛）〉

「障がい児・者に対する手術室看護ノート」という単行本を上梓される理由はどこにあるのか，自分の経験を振り返りながら考えてみた．今では，その日の天気，行事，季節，当たり障りのないニュースなど，病とは関係のない話題で会話を始めることができるが，30数年前，脳神経外科医として本院で診療を始めた時，障がい児・者とその親に何をどのように話していいのか全くわからなかった．また，知識不足のために治療の意味や意義をわかりやすく説明できなかった．水頭症，二分脊椎症，脳瘤，などの疾患の知識はある程度持っていたが，目の前にいる病に悩む人とその親の実態を想像できなかった．障がい児・者の医療の実践が難しく思われるのは，健常者が障がい児・者の毎日を知らないことに原因があると思います．

水頭症，二分脊椎症，脳瘤など，子どもの脳や脊髄の病気は障がい児・者と切り離せない病気です．しかし，身体的に明白な異常が少ない場合，生まれたばかりの赤ちゃんを見て，赤ちゃんがどのような障がいを持つかどうかはわからないと思います．新生児センターでは健常新生児と障がい児となる新生児は区別なく看護されていたように思います．赤ちゃんの表情を観察して，健康状態を理解しようとしていたように思います．おそらく区別する意識は持っていなかったと思います．成長につれて発達する言葉や運動ができないと障がい児・者というレッテルを貼って，なんとなく遠ざけていないでしょうか？今，私は，障がい児・者は豊かな表情を持ち，周囲の人とのコミュニケーション力を持っていると理解しています．

障がい児・者は，四肢の変形や関節拘縮，脊柱変形（体の曲がり），頭の大きさや形，など健常児者とは相違する身体的特徴を持っている場合があります．そのために，バイタルサインの測定，静脈ラインの確保，気管挿管，手術時の体位など個別の工夫が必要になります．私たちは安全な医療行為を行うため，病による一人ひとりの身体的特徴を理解する必要があると思います．このような姿勢を持たないことは，医療者としての責務を放棄することに繋がると思います．

障がい児・者の医療が健常児と大きく相違するのは，コミュニケーション能力と身体的特徴と思います．「サイエンスとして一定の知識と技術を備える」とともに，観察力を身につけて欲しいと思います．健常児者との比較という視点から障がい児・者に接するのではなく，目の前の障がい児・者の表情などをよく見てその能力と身体的特徴を理解することが看護の実践に役立つと思います．

（長坂 昌登）

8. 麻酔科から

〈今，願うこと〉

　この病院に来るとホッとする，と患児の母親から言われることがあります．ここには自分の子と同じような障害のある子がたくさんいて，市中の病院に連れていくよりも，楽な気持ちで来られる，というのです．建物をはじめ，すべて昭和な感じで，誇れるのはスタッフの愛情だけの病院なので，その温かさがよいのだろうと思うのですが，それだけではないようです．

　私自身にも障害のある姉がいて，一緒にスーパーに出かけると，じろじろ見られたり，わざと見ないようにする見えない視線を感じたりします．うちの病院に来ると安心する，という気持ちが伝わってきます．

　しかし，一般の病院にだって，知識や経験，優しさを持ち合わせた医療スタッフがいるし，待合で心無い視線を受けることはあっても，スーパーにいるのとは違うはずです．それでも母親にそんな気持ちを引き起こすような現状がやはりあるのだと残念ながら思います．

　本書の障がい児医療の一般普及という理念は，この母親たちが，他の病院にも気軽に行ける，と言ってくれることだと解釈しています．一般病院は救急医療，がんの最先端治療，研修医の教育など多くの業務を行っていて，そのうえでたくさんの患者を能率よく診療しなければなりません．そんな中，病歴も複雑で合併症の多い障がい児を診ることは困難を極めます．逆に障がい児に特化した病院ががんの最先端から救急医療まで診るのは理想ではありますが，やはり困難なことです．お互いが強みを生かし，ないものを補い合うことが必要となってきます．

　障がい児も大人になれば，がんがみつかることもあります．技術的にがんの外科的切除は可能であっても当院での抗がん剤や放射線療法といった治療まではできません．40代，50代の患者の親は高齢であり，ここでできることだけやってほしい，とか，痛いことや苦しいことはしないでほしい，よその病院に連れて行ってまでは治療はしたくない，とおっしゃいます．子供の余命が長くないと聞いて，ショックは受けられるものの，自分が見送ってあげられる，という安堵の表情がでることも少なくありません．

　善悪ではありません．残念ながら，これが現実です．うちのような病院ができることの限界を感じています．障がい児の病院と一般の病院，お互いにないものを補い合う第一歩として，この看護ノートが役に立ってくれることを願っています．

（若山 江里砂）

索 引

英 語

13トリソミー **98**
18トリソミー **98, 100**
4p-症候群 **86**
AHT（abusive head trauma） **143, 145**
BMD **109**
CCAM（congenital cystic adenomatoid malformation） **15**
CLD（chronic lung disease） **19**
CLS **128, 132**
CO_2ナルコーシス **113**
Cobb角 **44, 75**
CPT（child protection team） **140, 143, 145**
decortication **44**
DMD **109**
DV目撃 **144**

EVL（endoscopic variceal ligation） **129**
FCMD **109**
GERD（gastroesphageal reflux disease） **68**
Growing Rod法 **44, 46**
IA **150, 152**
IC **150**
Marfan症候群 **44**
MELD（model for end-stage liver disease）スコア **129**
MI-E **111, 113**
MR（mental retardation） **77**
MRI（magnetic resonance imaging） **133**
MSBP（Münchausen syndrome by proxy） **141**
NGワード **79**

NIV（noninvasive ventilation） **70, 105**
NPPV（noninvasive positive pressure ventilation） **109, 111**
PediWrap® **83**
PONV **56, 74**
PVL（periventricular leukomalacia） **67**
RAEチューブ® **60**
VACTER連合 **125**
VPシャント術 **23**
wind-swept肢位 **5**

163

日本語

あ

アキレス腱切離術	39
悪性高熱症	104, 110
アスペルガー	114
アデノイド切除術	91, 105
アミノ酸代謝異常症	103
育成医療	6
胃食道逆流症	68, 80, 109
遺伝子検査	3
胃排泄遅延	68
医療的ケア	3, 155
医療ネグレクト	143
胃瘻	109
胃瘻造設術	70, 74, 82, 85, 98, 112
咽頭気管軟化症	63
咽頭弁	60
インフォームドアセント	150, 152
インフォームドコンセント	150
ウィルソン病	103
ウエスト症候群	69, 71
うつ熱	18
横顔裂	63
凹足	39
横紋筋融解症	104
温風式加温装置	13, 15, 18

か

開排位持続牽引	34
開排制限	38, 73
加害親	147
葛西手術	129
下肢交叉位	5
下腿絞扼輪	46
下腿絞扼輪形成手術	46
滑脳症	69
家庭裁判所	141
家庭支援センター	140
カナー	114
カフアシスト	109
カルニチンパルミトイルトランスフェラーゼ欠損症	103
肝移植	103
感覚障害	4
眼球心臓反射	55, 57
看護援助	147
環軸椎亜脱臼	90
環軸椎不安定性	90, 95
関節可動域	148
関節拘縮	106, 109
肝不全	103
キアリ奇形	28, 30
気管狭窄症	125
気管切開	70, 109
気管切開術	85, 98, 100
気管軟化症	100
気管腕頭動脈瘻	71
虐待	25, 147
キャリーオーバー症例	157
急性骨髄性白血病	90
急性リンパ性白血病	90
胸郭形成不全症候群	46
距骨下全周解離術	40, 42
筋緊張異常	5
筋緊張性ジストロフィー	39, 110
筋緊張低下	86, 90
禁句	115
筋強直性ジストロフィー	109
筋ジストロフィー	44, 109
筋生検	109
金属代謝異常症	103
クリックサイン	38
痙攣発作	82
ケタミン	115
血液透析	107
血腫除去術	145
血友病	25
顕在性二分脊椎症	28
原発性高シュウ酸尿症	106
コイル塞栓術	85
硬化療法	130
合指症	46
拘縮	148
甲状腺機能低下症	90
口唇口蓋裂	60, 91, 98, 125
口唇裂	100
向精神薬	115
酵素欠損	103
酵素補充（療法）	103, 105
抗てんかん薬	68
後内側腱解離術	40, 42
高頻度振動換気	15
抗不安薬	115
後方矯正固定術	74
硬膜下血腫	145
声かけ	115
誤嚥	68
股関節亜脱臼	73
股関節開排位ギプス固定	34
呼吸障害	4
呼吸抑制	75
骨格変形	106
骨髄移植	105
骨髄検査	91
骨脆弱性	5
骨盤骨切り術	34
子ども虐待対応チーム	140, 143, 145
鼓膜切開術	94
鼓膜チュービング術	105
鼓膜チューブ留置術	91, 94

164

コルネリア・デ・ランゲ症候群
82

さ

臍ヘルニア	90
臍ヘルニア手術	105
鎖肛	91
滲出性中耳炎	94
耳介奇形	85
指間形成手術	46
磁気共鳴画像	133
自己血貯血	44
自傷行為	114
磁性体	133
膝蓋骨形成不全	38
児童虐待	144
児童相談所	140, 141
磁場	133
自閉症	114
自閉スペクトラム症	158
脂肪酸代謝異常症	103
斜視	55, 91, 93
シャント手術	21, 22
重症心身障害	67
十二指腸閉鎖	90
除圧マット	12, 31
障害児者医療制度	6
障害者自立支援法	6
小顎症	98, 100
上気道閉塞	96
上腸間膜動脈症候群	109, 111
小児慢性特定疾患医療費助成	6
褥瘡	109
食道狭窄症	125
食道静脈瘤	125
食道閉鎖症	12, 85
食道裂孔ヘルニア	82, 85
徐脈	91
耳瘻孔	49

腎移植	103
神経因性膀胱	30
神経線維腫症	44
親権停止	141
人工肛門造設術	91
心室中隔欠損症	90, 100
新生児壊死性腸炎	9
身体的虐待	140
腎不全	103
心房中隔欠損	83
心房中隔欠損症	100
心理的虐待	140
髄注	125
水頭症	21
睡眠時無呼吸	93, 95, 105
スパイカーギプス	73
精神障害	148
精神（発達）遅滞	77, 85, 90, 109
精巣固定術	17, 91
成長障害	98
性的虐待	140, 144
脊髄運動誘発電位	44
脊髄髄膜瘤	28, 30
脊髄性筋萎縮症	109
脊柱側弯症	44
脊柱側弯変形	5
脊椎後方固定術	91
セグフィックス®	79
摂食障害	4, 86
潜在性二分脊椎症	28
先制鎮痛	87
全前脳胞症	26
尖足	39, 109
先天性横隔膜ヘルニア	14
先天性股関節脱臼	34
先天性心疾患	98
先天性水頭症	26
先天性染色体異常	90
先天性側弯症	46

先天性多発性関節拘縮症	5
先天性嚢胞状腺腫様形成異常	15
先天性ミオパチー	109
セントラルコア病	109
早産児	9
足部外反矯正装具	39
側弯	74
鼠径ヘルニア	18
ソフトナース®	37, 92
ソルター手術	34, 36

た

第3脳室底開窓術	21
体温調節機能	11
大孔減圧術	28
代謝異常症	103
体性感覚誘発電位	44
大腿骨減捻内反術	73
大腿骨骨切り術	36
大腿内側皮膚溝	38
大腿内転筋切離	34
代理ミュンヒハウゼン症候群	141
ダウン症（ダウン症候群）	90, 156
タッチング	63
多発性関節拘縮症	39
多発性先天異常	156
多毛	106
短肢症	46
胆道閉鎖症	129
ダントリウム®	110
ダントロレン	110
地域移行	157
知的障害	4, 156
チャイルド・ライフ・スペシャリスト	128, 132
注意欠如多動症	158
注意転換法	51

165

中耳炎	90
虫垂瘻造設術	28
中枢性無呼吸	98, 100
中脳水道形成術	21
超早産児	9
超低出生体重児	10
直腸生検	91
低酸素性虚血性脳症	73
低出生体重児	10, 83
ディストラクション	51
停留精巣	17
デニスブラウン装具	40
デュシェンヌ型筋ジストロ	
フィー	109, 111
てんかん	5, 86, 109
テンコフカテーテル挿入術	107
頭蓋内圧亢進	22
糖原病	103
糖質代謝異常症	103
頭頂部髄膜瘤	23
頭皮下脳脊髄液リザーバー	
（オンマイヤー）留置術	30
頭部外傷	143
動脈管	15
動脈管開存症	9, 85, 90, 93
動脈管結紮術	9, 91
透明中隔開窓術	21
特殊Ｔチューブ	80, 86
特定医療費助成	6
トラウマ	141
ドレッシング剤	12

な

内視鏡的静脈結紮術	129
内視鏡的脈絡叢焼灼術	21, 23
内反	39
内反症	91
難聴	63, 90
難聴・精神発達遅滞	82

二次（的）障害	6, 114
二次的心的外傷	141
二分脊椎（症）	28, 39, 44
乳幼児揺さぶられ症候群	141
尿道下裂	125
ネグレクト	140
ネマリンミオパチー	109
脳室シャント術	28
脳室周囲白質軟化症	67
脳室内リザーバー留置術	21
脳室腹腔シャント手術	21
脳室リザーバー留置術	23, 24
脳腫瘍	25
脳性麻痺	3, 44, 67, 73
脳動静脈奇形	25
脳内出血後水頭症	24
嚢胞ドレナージ	16
嚢胞羊水腔シャント術	16
脳瘤	23
脳瘤切除術	23
ノーマライゼーション	157

は

パームＱ	37
肺炎	90
肺高血圧	16
排痰困難	75
排痰補助装置	109, 111
肺動脈絞扼術	91
発達障害	109, 114, 148
発達遅滞	86
鼻マスクCPAP	105
パニック	148
ハンター病	105
半椎切除	44
鼻咽腔閉鎖不全	60
日帰り手術	17, 52
光凝固術	9
被虐待経験	144

被虐待児	140
非言語的コミュニケーション	148
非交通性水頭症	21
非侵襲的換気療法	70
非侵襲的陽圧換気療法	109, 111
肥満	90
ピュアフィックス	37
ヒルシュスプルング病	90
ピルビン酸カルボキシラーゼ	
欠損症	103
ファロー四徴症	63, 93
フェニルケトン尿症	103
腹腔鏡下胃瘻造設術	86
腹腔鏡下噴門形成術	74, 80
複雑先天性心疾患	125
副耳	49
副腎白質ジストロフィー	103
腹膜透析	107
福山型先天性筋ジストロフィー	
	109
不随意運動	81
プリンピリミジン代謝異常症	103
プロピオン酸血症	103
プロポフォール	138
ベッカー型筋ジストロフィー	109
ペルオキシソーム病	103
変形	148
扁桃摘出術	91, 105
ホイタ法	3
暴言虐待	144
膀胱拡大術	28
膀胱尿管逆流手術	28
膀胱留置カテーテル	97
膀胱瘻造設術	26
房室中隔欠損症	90
房室ブロック	100
保健センター	140
ボツリヌス注射	160
ボディイメージ	148
ボディタッチ	115

ボバース法	3	メープルシロップ尿症	103	29, 47, 126
ポンセチ法	39	メチルマロン酸血症	103	ラテックス感作 31
		有機酸代謝異常症	103	ラテックスフリー 31, 63, 126

ま

マルトリートメント	140			リスペリドン 115
慢性肺疾患	19			リモイス®パッド 92
ミオチュブラー病	109			リューメンビューゲル 34

や

輸血拒否	143
揺り椅子状足底	98
羊膜索シークエンス	62
容量結合型対極板	12
抑制ジャケット	79

未熟児	9
未熟児網膜症	9
ミタゾラム	138
ミトコンドリア病	80, 103
無気肺	75

両側顔面矮小症 63
レーザー照射 125
レーザー治療 130
レッシュ・ナイハン症候群 103
腕頭動脈離断術 68, 71

ら・わ

ムコ多糖症	103, 105
ムコリピドーシス	103
無酸素発作	64

ライソゾーム病	103
ラテックスアレルギー	

167

○×クイズ解答・解説

1章 未熟児

A1. ×　未熟児とは身体や臓器の未熟徴候が認められる児であり，多くは早産児ですが全例ではありません.

A2. ○　多くは緊急手術です.

A3. ×　未熟児は容易に体温が低下します．手術室入室前に室温を高く設定し準備しておく必要があります.

A4. ×　未熟児は皮膚も弱く，短時間の手術でも褥瘡は起こりやすい.

A5. ×　未熟児であった症例でも，成長し呼吸などに問題がなければ日帰り手術も可能です.

2章 水頭症

A1. ○

A2. ×　低出生体重児では脳室内リザーバーが，交通性水頭症の患者の場合には第3脳室底開窓術などのシャント手術以外が選択されることがあります.

A3. ○

A4. ○

A5. ○

A6. ×　すでに感染を合併している場合には体温が上昇する場合もありますが，手術では露出と消毒，潅流液，代謝の低下などが影響し体温が低下しやすくなります．

3章 二分脊椎症

A1. ×　二分脊椎患者のラテックスアレルギーの発生頻度は一般的な手術患者に比べて高い．複数回の手術や導尿などによるラテックスへの曝露の機会が多いためと考えられています．

A2. ×　二分脊椎患者においてラテックスフリー環境を確保することで感作率が下がったと言われており，新生児期の手術からラテックスフリーとするべきです．

A3. ×　部位や大きさの確認は大切だが，瘤の損傷は感染や体液の漏出，神経損傷につながるので，触らないこと！

A4. ○　二分脊椎は成人期まで医療介入と教育や福祉支援を必要とする疾患である．適切な支援を行うことで社会適応が可能となり，自立した生活を営むことができるようになります．

A5. ×　二分脊椎患者は成長に伴って理解が高まり協力的になることもあるが，幼少期は病院や医療に対して恐怖や不安，嫌悪感を抱く可能性があり，患者や家族との信頼関係の構築が重要です．

4章 先天性股関節脱臼

A1. ×　先天性股関節脱臼は，寛骨臼の形成異常が原因である．

A2. ×　大腿内側皮膚溝は非対称となる．

A3. ×　下肢短縮（アリス徴候）が認められる．

A3. ○　開排制限がみられる．

A5. ×　「新生児期」に屈曲外転時にクリックサインが陽性となる．

5章 内反足

A1. ×　ギプス固定中であってもギプスや包帯を濡らさないように保護すればシャワー浴は可能です．

A2. ○ 下肢からの静脈還流量を促すために下肢を挙上します．

A3. × 静脈血栓を予防するために足趾の運動を積極的に行うよう促します．また，腓骨神経麻痺の観察のためにも適宜運動を確認します．

A4. × 車椅子に乗って行動できます．

6章 側弯症

A1. × 皮下組織が薄く，皮膚から骨が触れやすい部位で体重を支えると褥瘡になりやすいため，腹臥位では頭部は体重を支える部位にあたりません．

A2. ○ ラテックスとある種の果物類（キウイ，マンゴ，バナナ，アボカド，クリなど）に含まれるタンパク質と構造が似ているため，ラテックスアレルギーがあると果物でもアレルギー反応を起こすことがあります．

A3. × 腹臥位で上肢を前方に出す体位をとると，腕神経叢が伸展されて神経麻痺を生じるリスクがあります．

A4. ○ 胸部が圧迫されると胸郭の動きが制限されて換気障害をきたすことがあります．腹部が圧迫されると静脈圧が上昇して出血量が増えることがあります．

A5. × 原因を特定できない特発性側弯症が最も多く，全体の8～9割を占めます．

7章 副耳，耳瘻孔

A1. × 小手術であっても術前の診察や説明は不可欠です．術前に患児と家族に会い，疑問や心配事に答えることで信頼関係を得ることができます．

A2. × 手術時間が短く，日帰り手術であっても全身麻酔前の禁飲食は重要です．誤嚥は麻酔導入時に最も起こりやすく，重症の肺炎を発症する可能性があります．もし，禁飲食が守られていない場合は，手術の延期も考えます．

A3. ○ 患児は低年齢であっても家族の心配を敏感に感じ取ります．家族が安心していると患児も落ち着いて手術に臨むことができます．

A4. ○ 乳幼児が多いため，手術用ドレープが頭部全体を覆ってしまう．声門上器具や気管チューブを目で見て確認することが難しくなる．胸部片耳聴診器で呼吸音と聞くとともに，呼気二酸化炭素濃度波形を持続的に観察することが気道トラブルの早期発見に役立ちます．

A5. ○ 副耳・耳瘻孔ともに，胎児期に外耳が発達する段階で形成される先天性の疾患です．外耳の先天奇形の中では最も軽症で頻度の高い疾患です．皮膚表面だけの病

態ではなく，軟骨を含んで正常軟骨との境界が不明瞭な場合や外耳道まで達することがあり，手術の術式も病態によって幅があります．

8章 斜視

A1. × 頻脈ではなく徐脈になることがあります．ひどい場合は心停止することもあるので注意が必要です

A2. × 脳性麻痺児の斜視合併率は高いと言われています．脳性麻痺児は他の疾患も合併していることも多いので，それぞれの疾患に対しての周術期管理が必要になることもあります．

A3. × 斜視の手術の術後疼痛はそれほど強くないため，終刀時のアセトアミノフェン投与で十分に鎮痛されます．不穏状態は痛みが原因ではないので，基本的に鎮痛薬は効果がありません（鎮痛薬の持つ鎮静効果で抑制されることはあります）．

A4. ○ 斜視の術後は有意に吐きやすいと言われています．我々の施設では全身麻酔薬にプロポフォールを使用していますが，ほとんど嘔気嘔吐はありません．その他ステロイドを使用するなど嘔気止めの方法はいくつかあります．

9章 口唇口蓋裂

A1. × 口唇裂，口蓋裂，顎裂と合併することがあり，月齢や体重によって時期を待ち，多期的に数回の手術を行うことが多い．

A2. ○ 口腔内感染症状や呼吸器感染症状，中耳炎に罹りやすいため，発熱・鼻汁・咳・肺雑音・喘鳴・下痢・嘔吐・口内炎・血液検査（白血球・CRP）の結果に注意します．

A3. × 手術体位は仰臥位で，頭台や肩枕を使用して体位確保を行います．頭台や開口器により容易に皮膚障害が生じます．また，手術・麻酔時間が長時間になることが多く，体圧分散寝具を使用し，定期的な除圧を術者と協力して行う必要があります．

10章 脳性麻痺（重症型または重症心身障害）

A1. ○ 「受胎から生後4週以内の新生児までの間に生じた脳の非進行性病変に基づく永続的な，しかし変化しうる運動および姿勢の異常である」と定義されています．

A2. ×　全く別です．脳性麻痺は厚生省による定義，重症心身障害は児童福祉法による概念です．

A3. ○　嚥下機能低下，胃食道逆流症により誤嚥しやすくなります．

A4. ×　鎮痛は重要で，麻薬は症例に合わせて呼吸状態をみながら使用します．

A5. ○　早産児・低出生体重児の発生率増加に伴い上昇傾向にあります．

11章　精神遅滞

A1. ×　本人の理解力に合わせて説明し，手術室では嫌なことを無理にしないこと，担当者がずっと一緒にいることなどを伝えます．十分に理解ができなくても，受け入れようとする温かい気持ちを持っていることは伝わります．また，患児をゆだねる家族にとっても，こうした言葉がけは安心材料であり，家族が穏やかな気持ちでいることも患児自身の心の安定化に有効です．

A2. ○　相手のコミュニケーション能力に合わせた声掛けは非常に有用です．コミュニケーションの取れない患児の場合には，気持ちを伝える方法は言葉に限らず，表情や声の調子でも伝わるため，穏やかな声がけは大切です．特に言語理解困難者は言葉以外のコミュニケーションにとても敏感です．

A3. ×　手術着に着替えることに対して抵抗が強い場合は，手術着は必須ではありません．事前に予想される場合は衣類が汚れる可能性を家族に伝え，了承を得ておくことや，入眠してから脱がせやすい前あきの服で入室してもらうようにします．また，ぬいぐるみや毛布など普段から愛用しているものと一緒にいることは安心感を高めるため，持ち込みは可能な限り許可します．

A4. ×　前投薬は必要に応じて使用します．すべての精神遅滞患者が入室に抵抗するわけではないため，必要のない投与は避けます．また，内服が困難な場合で入室に抵抗する場合は，麻酔科医に報告し，前投薬を静脈注射や点鼻薬などに変更します．

A5. ○　手術室に入ることや手術を受けること，前投薬を飲むことなど，本人が抵抗する場面は多々あるが，そこを乗り切るための嘘や一時しのぎのできない約束は絶対にしてはいけません．できる約束だけをして，それを守ることが肝要です．へたなごほうびよりも，いやなことを頑張って乗り越えられたら，その場ですぐに惜しみない称賛のことばを贈ります．どんな称賛が患児の自尊心をくすぐり，モチベーションを高められるか，それをつかみ取っておくことがスムーズな入室に最も大切なポイントです．

12章 ダウン症

A1. × ダウン症の知能指数は20〜40の児が多く，全体の約80%を占めます．早期教育の普及で改善されてきています．知能指数の幅も広く，20以下から100以上までの児がいます．対話の過程で個々の理解力を把握し，個別に説明を工夫し極力理解・納得してもらうことが肝要です．理解してもらえなかったときには，説明者を交代します．

A2. × 以前は短命と言われましたが，現在は60歳を超える方も多くいます．ただし，年齢に比べて早くからうつ病，認知症，アルツハイマー病などを合併しやすいと言われています．血液疾患も多いようですが，固形癌の発症は少ないようです．

A3. × 母親の年齢によることが多いのですが，精子が原因の場合も頻度は不明ですが存在します．母親の年齢が20歳〜24歳では1人/1,600出生，45歳以上では1人/46出生の頻度と言われています．

A4. × 平坦な顔立ち，後頭部が平べったい，吊り上がった眼，低い鼻，手足の指が短い，身長が低いなどの特徴があります．

A5. ○ 現在は放置せず，積極的に手術を行い，治療します．

13章 13トリソミー，18トリソミーに対する気管切開術

A1. ○ 多くは顔面，体表，中枢神経，心臓，消化管など，様々な合併症があります．

A2. ○ 疾患の概要の項でも述べましたが，生命予後不良の疾患です．

A3. × 生命予後は不良ですが，全身状態や合併症の重症度などを総合的に評価し，家族の希望などを加味して，慎重に手術適応を判断します．

A4. × 長期生存した例が，少ないながらも報告されています．

A5. × 13トリソミーや18トリソミーでも呼吸状態や全身状態が安定すれば，在宅医療へ移行できます．自験例では6割の患者が気管切開後，在宅医療へ移行できました．

A6. × 医療スタッフの適切な声かけにより，患者及び家族の安心，医療者と家族間の信頼関係の構築などにつながります．

14章 代謝異常症

A1. ○

A2. ○

A3. ○

A4. ×　睡眠時無呼吸を伴う場合では前投薬が投与されない場合もありますが，患者や家族への十分な心理的ケアは常に重要です．

A5. ○

15章 筋疾患

A1. ○　約1/3の患者が精神遅滞を合併するといわれています．また，発達障害も合併するといわれています．

A2. ○　ただし，対象の状況により適応をきちんと検討することは必要です．

A3. ×　運動機能低下により心不全症状が現れにくいのですが，潜在的な心筋症の進行が考えられ，定期的な評価は必要です．

A4. ×　慣れればNPPVを使用しながらの経口摂取も可能です．しかし，安全に配慮して慎重に行う必要があります．誤嚥対策でMI-Eを使えるようにしておくのも重要です．

A5. ○

16章 自閉症

A1. ×　自閉症の原因は，両親の躾や，育った環境ではありません．自閉症の症状が理解されずに養育されると，躾がきびしくなりますし，劣悪な環境になってしまうことがあります．これが，二次障害の原因となり，ますます対応が困難な状況となります．

A2. ×

A3. ○

A4. ×　他人が近づくことや，他人に触れられることを嫌う症例もあります．その場合，静かに見守ることで本人も安心します．

A5. ×　全身麻酔で無意識となると，手術侵襲に対し，一般的な反応と同じように心拍数の増加や血圧の上昇を認めます．鎮痛薬はいつもと同じように充分使用する必要があります．意識があると痛くないようですが，意識がないと痛い．

A6. ×　本人は，横を向いていますが，話はしっかり聞いていますから，家族に向かって説明しても，本人にも聞こえるように話をするべきです．

A7. × 無意識に体動が生じることもあります．また，抑制していることが，「動くと危険です」という意思疎通のツールになる場合もあります．

A8. × 暴力的な性格は，養育環境による二次障害が多いと思われます．自傷や他害については，事前に確認しておくと，搬送時や覚醒時に不慮の事故を防ぐことができます．無意味に手の届く範囲に近づくことや，思慮無く一般的に推奨されているボディータッチをすることは危険です．眼鏡が標的となってつかみかかられることもありますから，事前に確認しておくとよいでしょう．

17章 頻回手術症例

A1. ○ 手術室看護師は，麻酔科医，外科医，病棟看護師と共に情報を共有し，できるだけ患者の意向に沿った麻酔導入方法や治療が行われるよう，マネジメントします．

A2. × 手術を繰り返していても，毎回同じように手術を受け止められるわけではないので，その都度術後訪問を行い，手術や麻酔に対する患者・家族の思いを引き出すよう関わります．

A3. ○ 小児は成長発達と共に手術や麻酔に対する思いが変化することがあり，患者の発達段階に合わせ関わっていきます．

18章 MRI検査

A1. × 音が大きい，閉所，検査時間が長いなどの理由で恐怖感が強い検査です．

A2. × 携帯電話を含め，磁性体（金属類）の持ち込みはできません．

A3. ○ 上気道閉塞や呼吸停止には特に注意が必要です．

A4. × 全身麻酔時に使用する薬剤を使用している場合もあるので，全身麻酔中と同様のモニター監視が必要です．特にSpO_2と$EtCO_2$が重要です．

19章 被虐待児

A1. ○ 子どもの症状・所見が養育者から聴取された受傷機転や経過では説明できないときは虐待を疑う必要があります．子どもと養育者の態度・言動を観察し，子どもと親を個別に開放型の質問で問診を行い，「いつ，どこで，誰が，何をしたか」についてそれぞれが発言した内容をそのままカルテに具体的に記載します．

A2. × 虐待を疑った場合は法律に基づき，早期に児童相談所への通告と相談を行います．再発や悪化の可能性が高いため，外来で丁寧な経過観察を行い，市町村子ども家

庭支援センター，保健センター，警察，司法などの多機関連携体制を構築する必要があります．

A3. ○ 身体的虐待で頭部外傷受けた場合や，乳幼児揺さぶられ症候群での反復的な頭部の回転性の加速・減速による脳表の架橋静脈の破綻のため，急性・慢性硬膜下血腫が認められることがあります．

A4. ○ 頭蓋骨や肋骨，大腿骨など全身に多発性骨折を認めることがあるため，特に2歳以下の全例，幼児～学童期で身体的虐待が強く疑われる場合は全身骨X線撮影や頭部CT検査を行う必要があります．

A5. × 虐待を受けた子どもは，知的発達の遅れや不安，抑うつ，PTSDなどの精神的問題を抱えていることが多いため，手術前後の不安軽減と治療理解を目的とした説明を十分な時間をかけて行う必要です．

20章 手術を受ける障がい児・者の家族の看護

A1. ○ 母親は，児の出生は母親が責任をとるべきという考えや母性により，障害のある児の出生に対し，自責の念や罪の意識を感じています．

A2. × 母親は，児の障害を受容するために，父親の精神的・現実的な支えを望んでいます．また，父親も母親を支えようとする感情があります．

A3. ○ 障害のある子どもの同胞は，親と過ごす時間が減り，甘えたい気持ちを我慢する場合や，つらい思いをする場合があります．

A4. × 障害のある児の特性について親より情報収集し，患児の個別性を踏まえた手術時看護計画を立てる必要があります．

A5. ○ 親が児の障害や手術に対する受容過程を理解し，支援していく必要があります．

障がい児・者の手術室看護マニュアル

2018 年 1 月 25 日　第 1 版第 1 刷 ©

編　　集	重見研司　SHIGEMI, Kenji	
発 行 者	宇山閑文	
発 行 所	株式会社金芳堂	
	〒 606-8425 京都市左京区鹿ヶ谷西寺ノ前町34番地	
	振替　　01030-1-15605	
	電話　　075-751-1111（代）	
	http://www.kinpodo-pub.co.jp/	
組　　版	株式会社データボックス	
印　　刷	亜細亜印刷株式会社	
製　　本	有限会社清水製本所	

落丁・乱丁本は直接小社へお送りください. お取替え致します.

Printed in Japan
ISBN978-4-7653-1743-6

JCOPY ＜（社）出版者著作権管理機構 委託出版物＞

本書の無断複写は著作権法上での例外を除き禁じられています. 複写される
場合は, その都度事前に,（社）出版者著作権管理機構（電話 03-3513-6969,
FAX 03-3513-6979, e-mail: info@jcopy.or.jp）の許諾を得てください.

●本書のコピー, スキャン, デジタル化等の無断複製は著作権法上での例外
を除き禁じられています. 本書を代行業者等の第三者に依頼してスキャンや
デジタル化することは, たとえ個人や家庭内の利用でも著作権法違反です.